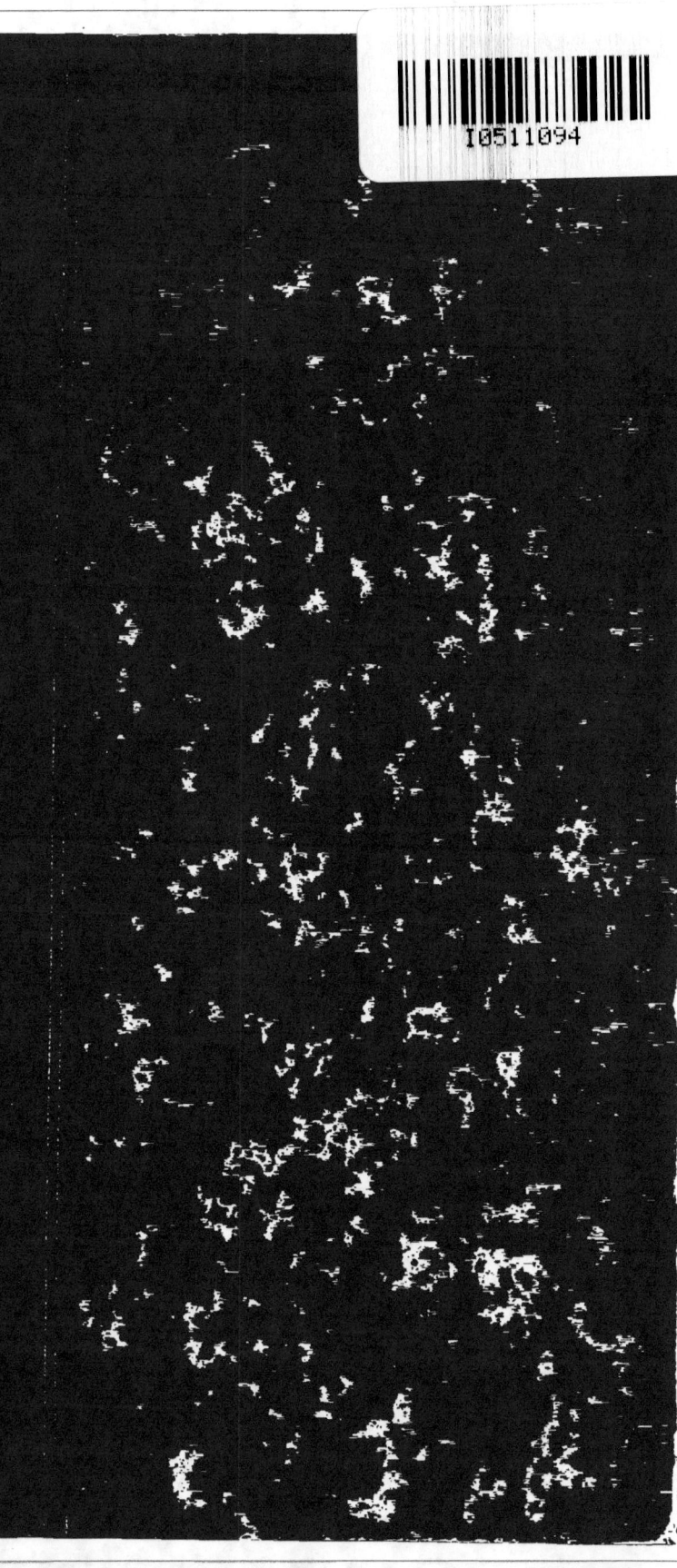

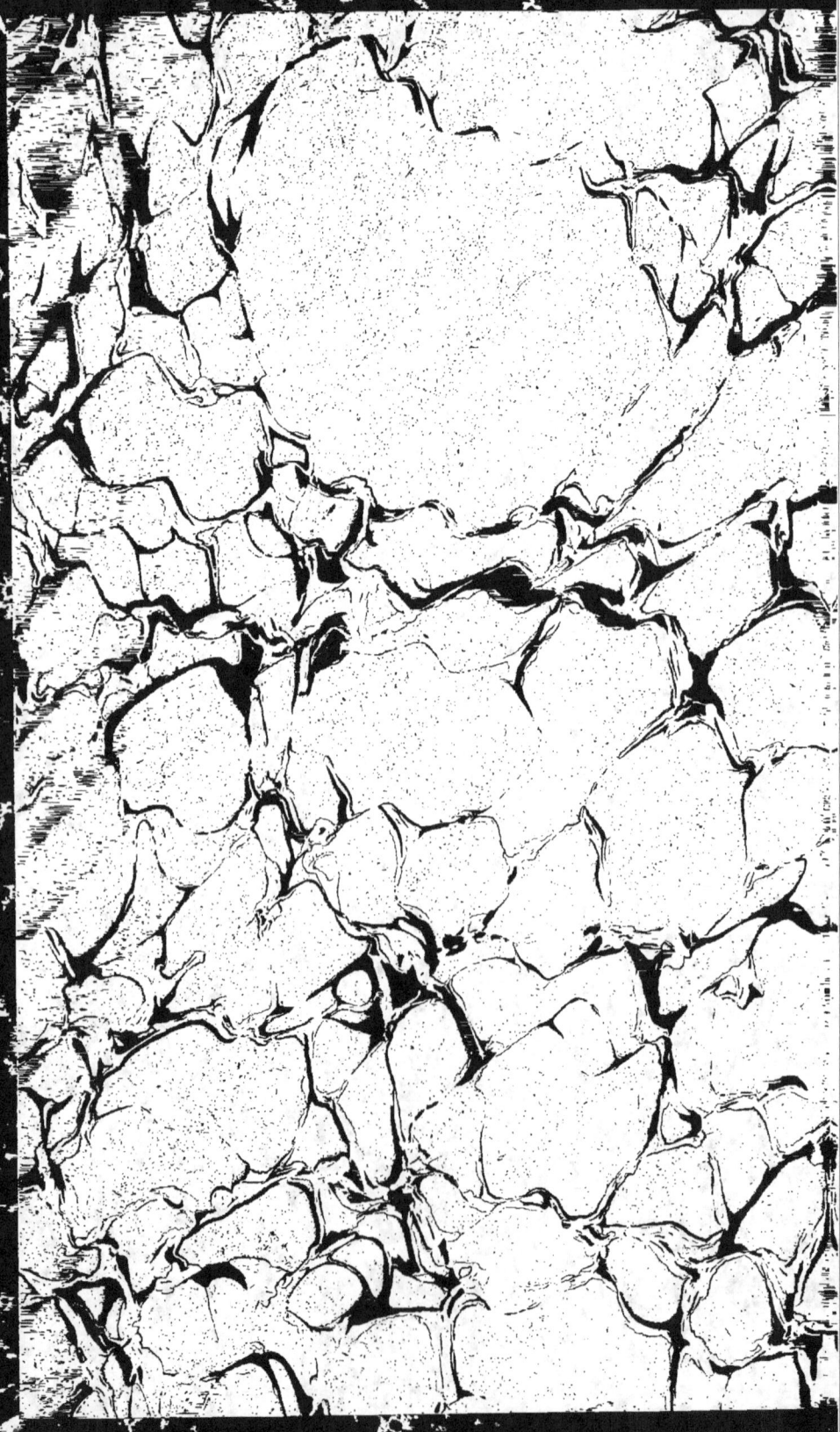

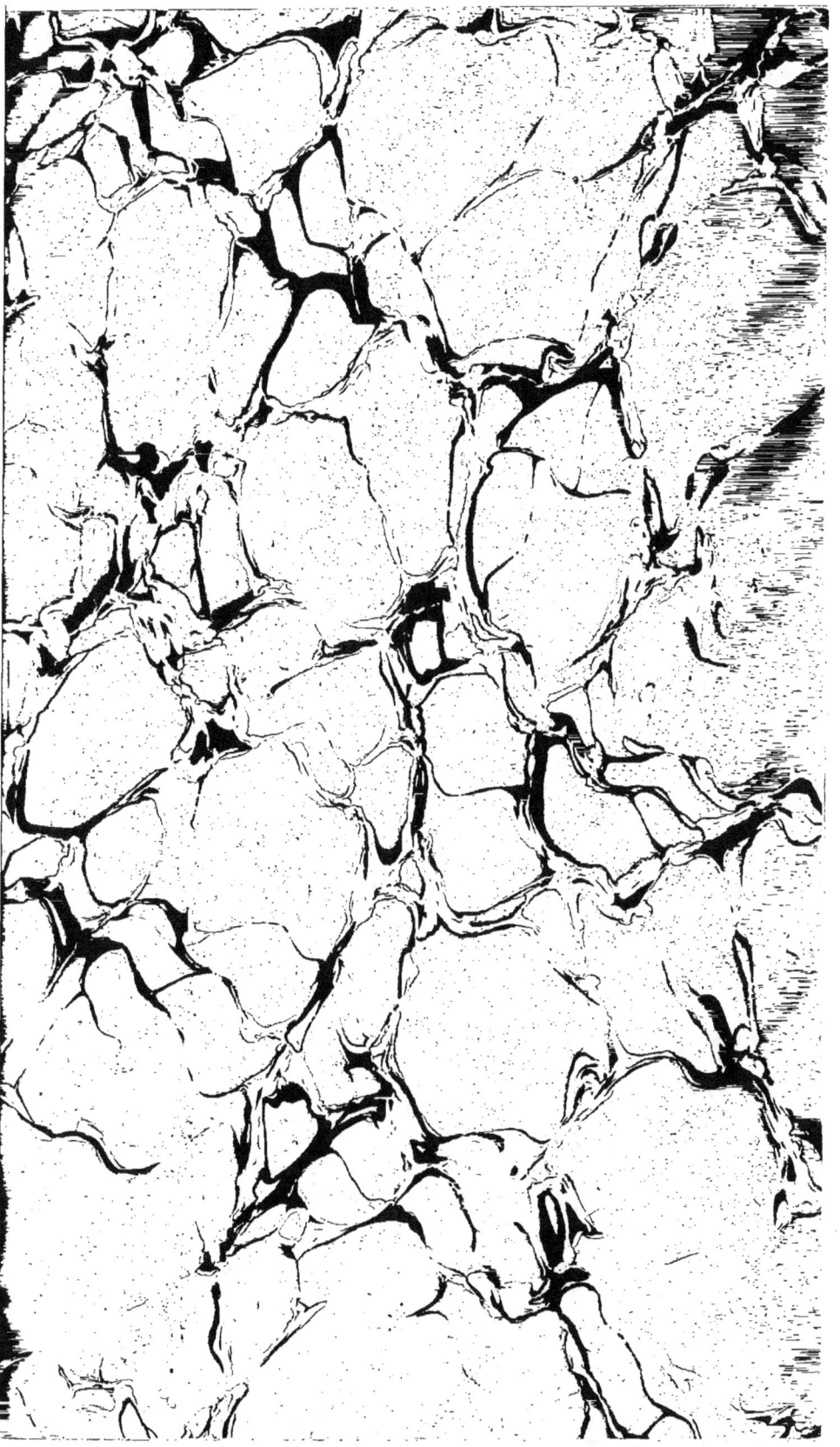

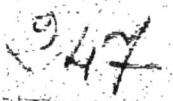
CAUSERIES

SUR

L'HYGIÈNE

ET

CAUSERIES SCIENTIFIQUES

PAR

E. MONIER

L'Homme se tue,
Il n'a de pire ennemi que lui-même.
(J. JOUBERT.)

NOUVELLE ÉDITION, REVUE ET AUGMENTÉE

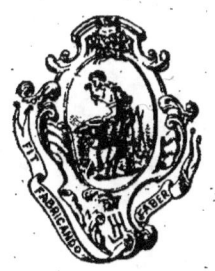

COMPIÈGNE

HENRY LEFEBVRE, IMPRIMEUR-ÉDITEUR

31, RUE DE SOLFERINO, 31

1897

CAUSERIES

SUR

L'HYGIÈNE

ET

CAUSERIES SCIENTIFIQUES

PAR

E. MONIER

L'Homme se tue,
Il n'a de pire ennemi que lui-même.
(J. JOUBERT.)

NOUVELLE ÉDITION, REVUE ET AUGMENTÉE

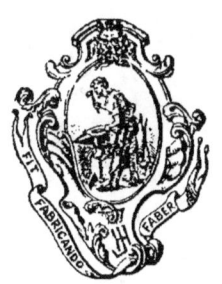

COMPIÈGNE

HENRY LEFEBVRE, IMPRIMEUR-ÉDITEUR

31, RUE DE SOLFERINO, 31

1897

PRÉFACE

A mes Petits-Enfants.

« La plus formidable des révolutions qui,
depuis trente siècles, ait secoué jusque dans
ses fondements la science médicale, est d'un
homme étranger à la corporation... de Pasteur. »
BROUARDEL, Congrès d'hygiène, 1889.

Cette révolution ne s'est pas seulement accomplie en médecine, elle s'est faite également en hygiène.

Jusqu'à présent, la plupart des livres d'hygiène se répètent sans tenir compte des découvertes de Pasteur, ni même des progrès accomplis depuis longtemps. Ce sont principalement ces découvertes et ces progrès que je me propose de traiter dans ce livre.

Et, à ce propos, j'ai beaucoup étudié les travaux de Pasteur, afin de pouvoir en parler un peu! C'est dans les œuvres mêmes de Pasteur et dans celles des élèves qui ont suivi la voie lumineuse du Maître, que j'ai puisé tous mes renseignements [1].

On sait aujourd'hui que toutes les maladies contagieuses proviennent de microbes, et qu'on pourrait très souvent s'en garantir par des soins hygiéniques. Or, si l'hygiène est l'art de prévenir les maladies, la médecine est l'art beaucoup plus difficile de les guérir, et nous savons qu'il est plus facile de prévenir cent fièvres typhoïdes, par exemple, que d'en guérir une seule.

Les trois grands modes de propagation des maladies contagieuses sont : les poussières de l'air, les aliments et l'eau. Nous nous occupons particulièrement des moyens de se préserver de toutes ces maladies, et, à ce propos, nous nous entretenons longuement des filtres, étude redevenue nouvelle, depuis la découverte des microbes.

Mais la question la plus importante est celle de la tuberculose, qui tue plus d'un sixième des Français. Nous nous occupons des découvertes de M. Vuillemin, qui a obtenu le prix de 50.000 francs de l'Académie des Sciences, et du Dr Koch, de Berlin, qui a découvert les microbes de la

1. Annales de l'Institut Pasteur, — *Comptes rendus de l'Académie des Sciences*, — *Mémoires et ouvrages de MM. Duclaux, Roux, Miquel, Laveran, Granger, Darembert, etc., etc.*

tuberculose et du choléra. L'étude de cette terrible
affection et des circonstances qui la produisent
fera découvrir les moyens de la combattre avec
plus d'efficacité. Nous indiquons les moyens de
prévenir le plus souvent cette maladie, laissant à
d'autres le soin de la guérir ; et, à ce propos, nous
rappelons les expériences si concluantes de Brown-
Séquard et d'Arsonval.

Nous ne pouvions quitter les microbes sans dire
un mot de la question si curieuse de la fermentation que Pasteur a étudiée fort longtemps. Nous
donnons une idée de ce phénomène dans un article
intitulé : La fermentation dans une bouteille de
vin de champagne.

Une autre question d'hygiène est celle du chauffage, nous l'avons beaucoup étudiée pour notre
propre compte, et nous en avons suivi les progrès
dans les travaux si remarquables des D\rs Saint-
Martin et Gréant. Ils prouvent que les différents
systèmes de chauffage dégagent toujours de
l'oxyde de carbone, et qu'une quantité même infiniment petite de ce gaz exerce des effets pernicieux
sur la santé.

Aussi les D\rs Brouardel et Moissan attribuent-ils
sans hésitation à cette intoxication lente de chaque
jour, les maux de tête, l'anémie, les névroses, etc.,
dont on ignore généralement la cause ; et ils constatent que nous n'avons pas trop de tout l'été pour

nous préparer à supporter l'empoisonnement de l'hiver suivant.

Nous traitons ensuite une question d'alimentation bien importante, celle du lait. Jusqu'à présent, les médecins n'étaient pas d'accord, les uns préféraient le lait bouilli, les autres le lait cru. Depuis les recherches de Pasteur et de Duclaux, depuis les expériences précises qui ont été faites à la Maternité, à la Charité, à Beaujon par les Drs Budin et Drouet, dont l'ouvrage vient d'être couronné par l'Académie de Médecine, nous considérons cette question comme résolue.

Nous disons un mot des aliments d'épargne; cette question qui fut également l'objet de beaucoup de discussions a été fort bien traitée par le Dr Morvaud, professeur au Val-de-Grâce, dans son ouvrage couronné par l'Académie.

Nous n'oublions pas les falsifications, on pourrait en faire des volumes, mais nous n'avons parlé que des falsifications les plus récentes, les plus scientifiques que l'on pourrait appeler (les horreurs fin de siècle.)

C'est que les falsificateurs, habiles chimistes, se tiennent au courant des progrès, et que la science trouve son application dans le mal comme dans le bien.

Un livre sur l'hygiène, qui a pour auteur l'abbé Kneipp et pour titre: Comment il faut vivre, a excité, depuis sa publication, une bien légitime émotion.

C'est un excellent livre, que toutes les mères de familles devraient posséder et consulter souvent. Elles trouveraient là des préceptes de morale et d'hygiène, qu'elles pratiqueraient pour le grand bien de leurs enfants.

Nous ne parlerons pas de la partie de ce livre relative au traitement des maladies, car nous ne sommes pas médecin, et s'il est toujours dangereux de parler de choses que l'on ne connaît pas, il est encore plus dangereux d'en conseiller la pratique à des malades. Nous n'irons donc pas jusqu'à dire que l'abbé Kneipp est né médecin, comme d'autres naissent artiste ou poète, mais nous reconnaissons que ses prédispositions naturelles ont été précieusement développées par quarante années de pratique.

Nous ne nous occuperons donc que de la partie du livre qui concerne l'hygiène, et ici nous pouvons affirmer que l'auteur s'y entend.

Il y a dans ce livre des idées nouvelles, dont l'application produirait les meilleurs résultats. Nous y avons fait quelques emprunts, comme on le verra, et notre chapitre XI n'est qu'un résumé de sa méthode d'endurcissement par l'air et par l'eau.

Dans les appendices, nous revenons sur certains

chapitres pour y ajouter quelques explications, et nous traitons d'autres questions qui ont un rapport plus ou moins direct avec l'hygiène : ce sont plutôt des causeries scientifiques.

Ainsi nous nous entretenons de l'origine si curieuse du bouquet des vins et de l'importante question des alcools. Nous n'oublions ni la fabrication des substances alimentaires au moyen de l'air[1], ni la fabrication de l'alcool chimiquement pur avec du charbon. Nous verrons ce qu'il faut en penser.

Enfin nous terminons ce livre en disant un mot sur le rôle merveilleux que joue l'acide carbonique depuis le commencement du monde, rôle encore trop peu connu.

Toutes ces questions sont à l'ordre du jour, nous les avons traitées superficiellement, en nous rappelant le titre de cet ouvrage, mais nous en reparlerons plus longuement ailleurs.

C'est, en effet, pour mes petits-enfants que j'ai écrit ce livre. Puisse-t-il, en les instruisant de quelques vérités et en dissipant des préjugés, leur assurer une bonne et longue vie !

E. Monier.

---

1. L'air est un mélange d'oxygène, d'azote, de vapeur d'eau et d'acide carbonique ; on trouve donc dans l'air tous les éléments qui constituent un véritable aliment : oxygène, hydrogène, carbone, azote.

CAUSERIES

SUR L'HYGIÈNE

~~~~~~~~~~

CHAPITRE PREMIER

Le Pain.

Le blé, sa composition. — Son. — Farine bise. — Farine de
gruau. — Fleur de farine. — Le pain bis est un aliment
complet. — La taxe. — Le gros pain de quatre livres sert
d'unité depuis des siècles. — Le pain de fantaisie. — La
fantaisie du boulanger. — Le pain vendu au poids du
sucre. — Le kilogramme fictif. — Le sergent de ville. —
L'eau vendue au poids du pain. — Pain de gruau, nourriture trop parfaite. — Ses inconvénients. — Confusion de
mots. — Boule de son. — Trop gratter cuit. — La pomme
de terre est un pain tout fait. — Les Anglais ont peut-être
raison. — Où le boulanger veut mener le consommateur.
— Croûte et mie. — Soupe des enfants. — Pain bien cuit.

On ne peut parler du pain sans dire quelques
mots de la composition du blé.

La pellicule mince qui enveloppe le blé constitue le son ; celui-ci ne peut servir à la nourriture et doit être rejeté. Le blé étant ainsi décor-
tiqué, on trouve une enveloppe jaunâtre qui fournit la farine bise ; vient ensuite toute la partie
du blé, formée de gruau et de fleur de farine.

1

Voici, d'ailleurs, la composition du blé :

Son.	10
Farine bise . . .	20
Farine de gruau. .	20
Fleur de farine	50
	100 [1]

70 de farine blanche.

Ainsi le son, complètement purgé de toute matière farineuse, constitue 10 pour 100 du poids du blé, de telle sorte que 90 pour 100 pourrait être le rendement en farine panifiable ; mais on est loin, en France, d'en tirer un parti aussi avantageux. On arrive exceptionnellement à un rendement de 70 en farine blanche et de 80 en y ajoutant la farine bise, et on laisse, adhérant au son, plus de la moitié de cette dernière farine.

En Angleterre et en Allemagne, le peuple apprécie beaucoup plus la farine bise, et, au moyen de moulins très perfectionnés, on extrait du blé à peu près les 90 pour 100 que l'analyse indique.

D'après les expériences de M. Payen, confirmées depuis par tous les chimistes, la farine bise contient presque toute la matière grasse du blé, ainsi qu'une grande partie des matières salines : phosphates de chaux, de magnésie et de potasse ; de plus, elle renferme de l'amidon et, enfin, un principe aromatique, légèrement laxatif.

Mais, ce qui constitue surtout la richesse alimentaire de la farine bise, c'est le gluten, subs-

1. Voir *le Blé*, par Barral.

tance analogue à la viande, qu'elle contient en forte proportion.

La farine blanche se compose :

1° De la farine de gruau contenant de l'amidon et du gluten ;

2° De la fleur de farine contenant plus d'amidon, mais moins de gluten.

Cette dernière farine, plus blanche que la farine de gruau, constitue le centre du grain.

Il en résulte que la valeur nutritive du blé va en diminuant de la surface au centre.

Nous n'entrerons pas ici dans la composition chimique de toutes ces substances ; nous dirons seulement que l'on entend par matières azotées tous les aliments analogues à la viande, à l'albumine de l'œuf, à la caséïne du lait, au gluten des végétaux. La composition chimique de la matière azotée est la même, quelle que soit son origine.

Quant à l'amidon du blé, ce n'est pas autre chose que la fécule de pomme de terre ; amidon et fécule sont deux noms différents qui désignent la même substance. La fécule des céréales: orge, blé, riz, avoine, etc., s'appelle amidon, et la fécule de pomme de terre garde le nom de fécule qui est le terme générique [1].

On remarque que le blé contient tous les éléments d'une nourriture complète :

1. Amidon vient de deux mots grecs qui signifient sans meule ; parce qu'autrefois on ne se servait pas de meules pour extraire la fécule des céréales.

1° La matière grasse et l'amidon constituent les éléments dits respiratoires : ils sont destinés à brûler dans l'organisme, pour donner au sang la chaleur qui lui est nécessaire ;

2° Le gluten qui doit former les muscles ;

3° Les phosphates et les carbonates de chaux nécessaires à la formation des os. Ces matières minérales se trouvent surtout dans la farine bise.

Le pain qui serait fait avec toute la farine blanche et bise du blé pourrait donc, comme le lait, suffire à l'alimentation de l'homme ; mais on ne veut plus manger que du pain blanc, et comme le boulanger y trouve son compte, il n'emploie, pour la confection du pain, que la farine blanche, et presque tous les moulins sont installés de façon à faire du gros son où adhère toute la farine bise pour ne laisser que le gruau du blé et la fleur de farine.

Celui qui, avant de manger un fruit, enlèverait une pelure très épaisse, agirait à peu près de la même façon ; mais il y a plus : la farine bise que l'on rejette est la partie la plus nourrissante du blé, et le pain blanc, que l'on obtient ainsi, n'est plus qu'une nourriture incomplète.

D'après M. Dumas, la farine bise constitue le quart de la valeur nutritive du blé.

Voici ce que M. Dumas, l'illustre chimiste, disait dans son cours [1] :

---

1. Nous aimons à citer les noms de Dumas, Payen, Péligot et Péclet, qui ont été nos professeurs de chimie et de physique.

« Le son est l'enveloppe du blé ; il faut s'en
débarrasser ; mais de l'intérieur du grain, il faut
garder le plus que l'on peut. Le pain bis obtenu avec
toute la farine du blé sera de garde, il réunira à
l'odeur appétissante, à la saveur agréable et à la
couleur qui plaît à l'œil, tout le pouvoir nutritif du
blé ; ce sera, en un mot, un aliment complet.

« Le lait le meilleur est celui auquel on n'a
rien enlevé : ni crème, ni caséum, ni sucre ;
c'est celui qui n'a rien perdu, et auquel on n'a
rien ajouté.

« Il en est de même du blé ; ôtez le tégument
extérieur et laissez tous les autres aliments réunis,
vous ferez un pain nourrissant, facile à digérer
et agréable au goût.

« Quant à la blancheur, c'est une qualité
purement idéale ; on ne peut l'obtenir qu'en reje-
tant l'essence alimentaire du blé. »

En résumé, en n'employant que la farine blanche pour le pain, on n'utilise que 70 p. 100 du
poids du blé ; en ajoutant toute la farine bise,
on pourrait utiliser 90 p. 100 de ce même poids.

Le pain bis, nourrissant et peu coûteux, est celui
qui conviendrait le mieux à la population ouvrière, pourquoi n'en veut-elle plus?

La classe ouvrière, dit-on, ne préfère le pain
blanc que par sentiment d'amour-propre et aussi
par préjugé.

Est-ce là seulement qu'il faut trouver la cause
de l'abandon du pain bis?

Nous pensons, au contraire, que la population peu aisée tiendrait en grande estime le pain de cette nature, s'il était bien fait; mais les boulangers livrant ce pain de plus en plus mauvais, la classe ouvrière a dû se rejeter sur le pain blanc, seul pain mangeable qu'on lui offrît, et c'est ainsi qu'elle a perdu l'usage du pain bis, si nutritif, et si économique qu'elle mangeait autrefois.

Le boulanger ne veut pas adopter le pain bis parce qu'il a intérêt à faire du pain blanc; ses bénéfices étant d'autant plus élevés que le pain est plus cher. Il ne fera du pain bis que contraint et forcé, et même alors, pour dégoûter le consommateur, il emploiera ses mauvaises farines et fournira un pain indigeste et aqueux qui ne sera guère plus nourrissant que le pain de seigle usité encore dans les villages arriérés.

La farine bise du blé, comme la farine de seigle, est très hygrométrique et les boulangers peuvent confectionner avec ces farines des pains contenant jusqu'à 48 pour 100 d'eau. Il n'est donc pas étonnant que de pareils pains conservent longtemps leur « fraîcheur »; nous n'avons pas besoin d'ajouter qu'ils sont lourds, indigestes et peu nutritifs. (Le pain bis ne doit pas contenir plus de 33 pour 100 d'eau.)

Cependant les boulangers consentent à faire des petits pains bis de fantaisie, c'est-à-dire des pains non taxés, vendus chers aux personnes riches qui veulent, pendant quelques jours, changer le goût du pain blanc.

Ainsi, la difficulté n'est pas d'obtenir d'excellents petits pains bis, mais bien du gros pain bis de bonne qualité, au prix de trois à quatre sous la livre, sa véritable valeur, afin que l'ouvrier puisse en faire son profit.

Pain blanc. — Ce pain est fait avec toute la farine blanche qui constitue les 70 pour 100 du poids du blé. Parmi les pains blancs, quelques-uns sont soumis à la taxe administrative et doivent être vendus au poids.

La taxe a été rétablie depuis quelques années ; mais les boulangers ne l'ont acceptée que pour les gros pains contenant beaucoup de mie et beaucoup d'eau par conséquent ; ils se sont réservés le droit de vendre les autres pains le plus chèrement possible.

La taxe du pain blanc, ou le prix du pain de première qualité, est actuellement de quatre sous la livre, soit seize sous le gros pain de quatre livres qui sert d'unité depuis des siècles.

Quand le pain blanc vaut quatre sous la livre, le pain bis, ou pain de seconde qualité, ne devrait pas être vendu plus de trois sous ; mais nous savons que les boulangers ont trouvé le moyen d'en dégoûter le consommateur, nous allons voir qu'il en sera bientôt de même du gros pain blanc, dit de ménage.

La forme que l'on donne au pain avant de le

cuire influe sur le poids en augmentant ou en diminuant la surface d'évaporation. Un pain allongé ou très aplati contiendra beaucoup de croûte, très peu de mie et peu d'eau; il sera alors considéré comme pain de fantaisie par le boulanger qui refusera de le vendre au poids.

Mais c'est maintenant que nous entrons en pleine fantaisie : ainsi, plus les pains sont petits, plus ils deviennent chers : deux pains de six sous, pèsent moins qu'un seul pain de douze sous, et deux pains d'un sou, moins qu'un pain de deux sous. Enfin, le petit pain d'un sou, pesant à peine cinquante grammes, représente du pain à un franc le kilogramme.

C'est, comme on le voit, du pain aussi cher que le sucre qui a pourtant payé un lourd impôt.

Le boulanger ne s'arrêtera pas là; les pains de fantaisie allant toujours en diminuant de volume, il arrivera un moment où le petit pain d'un sou vaudra deux sous.

Est-il besoin de dire maintenant que le pain de fantaisie n'a jamais son poids nominal; ainsi, un pain d'un kilogramme ne pèse pas sept cents grammes. Le boulanger refuse absolument de le peser, et si vous faites venir un sergent de ville pour constater le fait, il ne manquera pas de dire : « Mais le boulanger a raison, pourquoi diable! achetez-vous du pain de fantaisie[1]? »

---

1. Cette réponse a été faite à M. Barral, qui avait eu la prétention de faire peser son pain.

Le boulanger a donc intérêt à ne pas faire du pain de ménage, car il devra le vendre au poids ; aussi le fait-il mauvais pour forcer le client à prendre les pains de fantaisie sur lesquels le gain est plus élevé.

Le gros pain de ménage, loyalement fabriqué, doit être bien cuit ; il ne doit pas contenir plus de 33 p. 100 d'eau ; mais il en est du pain comme du vin, la falsification la plus commode et la moins coûteuse est l'addition d'eau, aussi le boulanger trouve-t-il le moyen de faire du pain contenant jusqu'à 45 p. 100 d'eau. Sur 100 kilog. de pain, c'est donc 12 kilog. d'eau vendus au prix du pain[1].

On voit des boulangers qui renvoient leurs geindres parce qu'ils ne donnent pas assez à boire à leurs pâtes.

Enfin, certains boulangers ne se contentent pas de mettre trop d'eau dans leur pain, ils emploient encore divers agents chimiques, tels que le sulfate de zinc, l'alun, le borax et le carbonate d'ammoniaque ; ces substances ont pour objet de blanchir les farines bises et les farines avariées ; elles leur donnent en même temps la faculté de

1. D'après le règlement de la taxe, on ne doit pas fabriquer plus de 130 kil. de pain bien cuit avec 100 kil. de farine. Il est facile de voir que le pain ainsi obtenu renferme 33 p. 100 d'eau en tenant compte des 14 p. 100 d'eau contenus dans la farine à l'état hygrométrique. Mais certains boulangers fabriquent facilement jusqu'à 146 kil. de pain avec 100 kil. de farine, surtout à la campagne où le pain est généralement mal cuit.

s'hydrater davantage ; double bénéfice pour les boulangers. Il est inutile de dire que de pareils pains sont fort nuisibles pour la santé.

Voici la composition d'un gros pain blanc convenablement cuit (Analyse de M. Payen) :

Eau...............................	33.60
Matière azotée (gluten)............	7.00
Amidon et matières analogues (glucose et dextrine).................	57.00
Matière grasse....................	1.10
Substances minérales,.............	1.30
	100.00

Ce pain était fait avec de la farine provenant du blé demi-dur. C'est avec ce blé qu'on obtient le pain très blanc généralement usité aujourd'hui.

Pain de gruau. — Les pains de fantaisie, comme nous l'avons dit, sont fabriqués exactement avec toute la farine blanche du blé qui sert à la préparation du gros pain de ménage, première qualité ; ils ne diffèrent de ce dernier, que parce qu'ils sont généralement plus petits, plus cuits et beaucoup mieux faits.

Pour les pains de gruau, on n'emploie, au contraire, que la farine de gruau du blé ; la fleur de farine située au centre du grain, moins riche en gluten, n'entre pas dans la confection de ce pain.

Les pains de gruau sont donc des pains de fantaisie raffinés.

On trouve ces pains de gruau dans les boulangeries de luxe : généralement bien faits et bien cuits, contenant peu d'eau, beaucoup de gluten et d'amidon, ils sont des plus nourrissants. Ce sont de véritables gâteaux destinés aux grands restaurants et aux tables riches.

Mais le raffinement dans la qualité peut devenir un inconvénient ; car ces pains de luxe sont, pour ainsi dire, une nourriture trop parfaite ; presque entièrement assimilables ils laissent peu de résidu et s'ils n'échauffent pas, ils constipent, ce qui n'est pas la même chose, quoique l'on confonde souvent ces deux mots. Cet inconvénient n'avait pas lieu avec le pain bis qui contenait encore quelques parcelles de son, surtout quand le blutage n'était pas aussi perfectionné.

Cependant, ici encore, il y a un excès à éviter. Aujourd'hui quelques personnes réclament, pour la confection de leurs petits pains, non seulement toutes les farines blanche et bise contenues dans le blé, mais encore tout le son. C'est ainsi qu'on obtient le pain véritablement complet, dit boule de son[1]. Ce pain est une excellente nourriture pour les ruminants, qui seuls digèrent le son ; mais il est pour nous tout à fait indigeste. En effet, le son traverse tous nos organes sans pouvoir être assimilé ; en un mot, il est rejeté tel qu'il a été pris : son inconvénient est de frotter

---

1. Tel est le pain que l'abbé Kneipp préconise : ici, seulement, nous ne sommes pas de son avis.

les intestins et par conséquent d'augmenter leur
sécrétion.

Le son purge donc mécaniquement, d'où l'on
dit qu'il est rafraîchissant, mot singulier pour
exprimer une action irritante ! Autant vaudrait
dire que la poussière reçue dans les yeux les
rafraîchit parce qu'elle les irrite et les fait
pleurer.

Quoiqu'il en soit du mot, on ne pourrait suivre
longtemps le régime du pain de son : trop gratter
cuit.

A un autre point de vue, ces petits pains de
luxe ainsi que les petits pains bis de fantaisie destinés aux personnes riches me paraissent leur
convenir fort peu. En effet, les riches, abusant
généralement de la viande, trouvent dans ces
pains une grande quantité de gluten, substance
analogue. Il en résulte une nourrriture qui n'est
pas normale, parce qu'elle contient trop de matière azotée.

Ceux qui mangent beaucoup de viande, loin de
rechercher le pain riche en gluten, devraient plutôt faire usage de pain uniquement composé
d'amidon, si toutefois il était possible de fabriquer un pareil pain ; en effet, nous verrons que,
la nourriture pour être complète, doit être composée, en certaine proportion, de matières azotées
et amylacées.

En cette circonstance, les Anglais me paraissent plus pratiques : ils consomment, il est vrai,

beaucoup de viande, mais ils mangent peu de pain ; en revanche, ils font une grande consommation de pommes de terre.

Mais, voilà bien le pain que nous demandions ; la pomme de terre n'est-elle pas un petit pain tout fait contenant peu de gluten et beaucoup de fécule ? Elle s'allie très bien avec la viande en donnant à celle-ci ce qui lui manque pour obtenir une nourriture complète. Enfin, elle mitige l'effet échauffant du régime azoté.

Voilà pourquoi le pain bis si nourrissant, lorsqu'il est bien fait, convient fort bien aux ouvriers, mais fort peu aux personnes qui abusent de la viande. Ajoutons que le pain bis, si bien fait qu'il soit, est moins digestible que le pain blanc ; l'ouvrier des champs, dont l'appétit est aiguisé par le travail et l'air pur, en fera parfaitement son profit ; mais il sera lourd à l'estomac plus délicat de l'ouvrier des villes. Celui-ci, d'ailleurs, mangeant maintenant plus de viande, n'a plus besoin de faire usage du pain bis.

De tout ce qui précède, je puis tirer cette conclusion que les boulangers, après avoir dégoûté les consommateurs du pain bis, qu'ils devaient vendre au poids, en arrivent maintenant à les dégoûter du gros pain blanc. C'est ainsi qu'ils les conduiront peu à peu à ne manger que des petits pains de gruau. Il n'y a vraiment de bons pains que parmi les pains dits de fantaisie ou de luxe.

Croûte et mie. — La croûte est plus nourrissante que la mie, parce qu'elle contient beaucoup
moins d'eau. En outre, sous l'influence de la
haute température du four (200 à 220°) la croûte
du pain subit une transformation remarquable :
l'amidon se transforme en glucose : d'insoluble
il devient soluble, et par conséquent directement
assimilable ; le gluten lui-même devient en partie
soluble ; on doit donc regarder la croûte bien
cuite comme beaucoup plus digestible que la
mie. Celle-ci, en effet, ne subit aucune transformation par la cuisson dans le four, sa température restant presque toujours inférieure à 100
degrés (Payen et Péligot).

Ainsi se trouve pleinement justifiée cette
recommandation des médecins, de faire miton-
ner pour les jeunes enfants des panades de croûtes bien cuites.

Donnons donc la préférence au pain bien cuit,
offrant une croûte colorée qui « croustille » ; et
non à ce pain à moitié cuit dont la croûte blanchâtre fléchit sous la dent sans se diviser.

Il était intéressant de comparer la valeur
nutritive de la croûte du pain à celle de la mie.
Pour faire cette expérience, je me suis procuré
un pain de quatre livres. Ce pain avait une forme
allongée, il était bien cuit et fait dans de bonnes conditions, c'est-à-dire qu'il ne renfermait
pas plus du tiers de son poids d'eau, soit 33
pour 100.

Après dessiccation complète à l'étuve, j'ai trouvé pour la mie 58 pour 100 de matière sèche, et pour la croûte 87 pour 100 de matière sèche.

Or, il est facile de voir, d'après ces nombres, que *la valeur nutritive de la croûte est à celle de la mie comme 3 est à 2.*

On peut considérer cette proportion comme une moyenne pour les pains faits convenablement.

Il faut donc rechercher non seulement les pains bien cuits, mais encore ceux qui contiennent peu de mie ou beaucoup de croûte ; celle-ci étant d'ailleurs bien plus digestible que celle-là.

Nous aurions encore bien des choses à dire sur le pain ; mais c'est surtout quand il s'agit de choses utiles qu'il faut éviter d'être long, dans la crainte d'être ennuyeux.

Je terminerai ce chapitre en faisant le vœu de voir se répandre bientôt les boulangeries mécaniques. On est vraiment honteux de constater les procédés dégoûtants qui sont encore employés pour la préparation du pain.

Des hommes couverts de sueur, atteints souvent de maladies cutanées, ont la moitié supérieure du corps plongée dans la pâte : là, dans le pétrain, ils s'agitent et se démènent en poussant des gémissements, d'où leur nom de « geindres. »

Et dire qu'en cette fin de siècle, il y a encore des boulangeries où le geindre pétrit le pain avec les pieds !

CHAPITRE II

La Viande et le Bouillon.

L'usage de la viande saignante, de la viande crue, ainsi que la coutume répugnante d'aller boire du sang à l'abattoir, vient de Russie et non d'Angleterre, comme on le croit généralement.

Il y a déjà plus de quarante ans, qu'un célèbre médecin russe prescrivait cette méthode pour la guérison de certaines maladies ; l'usage s'en répandit rapidement en Allemagne, puis en Angleterre, et enfin en France, où elle trouva de nombreux partisans.

De cette époque, date l'habitude de laisser la viande à peine sur le gril ou au tourne-broche et de la manger à moitié crue. Nous nous rappelons qu'il y a une quarantaine d'années, beaucoup de médecins ordonnaient déjà aux jeunes enfants, pour leur plus grand dommage, des jus de viande, des boulettes de bifteck saignant et la côtelette râpée, mangée à la cuillère.

On peut dire aujourd'hui que ceux-là même qui ont été les partisans les plus zélés de la méthode russe remettent en honneur l'usage de la viande bien cuite et bien rôtie, plus appétissante et plus digestible ; elle serait, dit-on, un peu moins nourrissante. Oh ! la bonne raison ! On en mangera une bouchée de plus, et tout sera pour le mieux.

Sans avantage appréciable au point de vue nutritif, la viande crue ou saignante a l'immense inconvénient de transmettre la tuberculose, le ténia, la trichine, le charbon, etc. Je cite mes auteurs : Bouchardat, Bouchut, Boulet, Brouardel, Colin, Laveran, Proust, Villemin, Armaingaux, Verneuil, Pasteur, etc.

Les expériences ont démontré que générale-ment, dans les viandes rôties, la partie centrale ne dépasse point la température de 50 degrés ; or, comme il faut aller jusqu'à 100 degrés pour détruire sûrement le microbe de la tuberculose, les médecins susnommés, et bien d'autres encore, sont persuadés que cette viande à moitié rôtie est une des causes de la tuberculose, cette terrible maladie qui décime la population.

Les animaux, même ceux qui paraissent florissants de santé, peuvent contenir tous les microbes et parasites : un bœuf primé au concours peut avoir les poumons remplis de tubercules. Il en est de même du porc, qui, sous ce rapport, est la viande la plus malsaine ; sans doute parce que c'est l'animal tenu le plus salement.

Un bon feu détruit infailliblement tous ces microbes et parasites ; aussi le répugnant ver solitaire, autrement dit le ténia, est-il rare chez les soldats qui font généralement usage de viande bouillie ; mais la présence de ce parasite est constante chez les peuples d'Abyssinie, qui se nourrissent de viande crue.

Il est inconnu chez les chartreux, qui ne mangent pas de viande.

Conclusions. — Exiger partout des rosbifs, des biftecks et des gigots qui ne soient pas crus (une viande est bien rôtie lorsqu'elle est légèrement rosée à l'intérieur). Mais c'est bien là que se trouve la difficulté pour les grosses pièces, comme le gigot ou le rosbif ; quand la surface est cuite convenablement, le milieu offre une chair saignante et malsaine ; quand, au contraire, le centre est à point, c'est la surface qui est trop cuite et indigeste.

La viande bouillie, le pot-au-feu, ne contient, il est vrai, aucun mauvais germe ; mais il ne convient pas à tous les estomacs ; en effet, la viande qui est restée longtemps dans une grande quantité d'eau toujours en ébullition devient peu digestible.

Les Anglais, dit-on, sont pour le rosbif, et les Français pour le pot-au-feu.

Nous ne pouvons guère en juger lorsque nous allons en Angleterre ; car là, nous ne pouvons connaître que la cuisine des hôtels et des restaurants, où l'on sert non seulement des rosbifs à moitié cuits pour les amateurs, mais encore des viandes et des légumes bouillis à l'eau, le tout d'un goût très fade, et enfin le fameux et indigeste plum-pudding, également bouilli à l'eau pendant quatre heures dans une serviette.

Mais M. Letheby, professeur bien connu en Angleterre, peut nous renseigner à ce sujet[1]. Entre les viandes rôties et les viandes bouillies il y a, dit-il, un juste milieu, c'est la viande cuite à l'étuvée ; et les Anglais en font un grand usage chez eux.

La viande est cuite avec un peu d'eau dans une casserole bien couverte (les marmites en fonte conviennent très bien) ; lorsqu'elle a mijoté pendant plusieurs heures sur le coin du fourneau, on l'améliore en la faisant rôtir un instant au four pour développer son fumet ; ainsi préparée, elle a bon goût, elle est tendre et se digère aussi bien que si elle était rôtie, de plus, on a la certi-

---

1. Voir *les Aliments*, par Letheby, professeur au Collège de l'hôpital de Londres. Ouvrage traduit de l'anglais par l'abbé Moigno.

tude qu'elle est également cuite dans toutes ses parties[1].

La cuisson à l'étuvée convient surtout pour les animaux adultes, parce qu'elle développe en eux l'osmazôme qui les rend appétissants et digestifs. Elle convient peu aux jeunes animaux dont la chair se décompose en gélatine; nous en reparlerons plus loin.

Il existe un préjugé en faveur du bœuf, dont on considère la viande comme la plus substantielle; dans la réalité, toute espèce de viande faite a la même valeur nutritive, pourvu qu'elle soit bien digérée. (Letheby.)

La viande de mouton se digère généralement bien, elle est moins excitante que celle du bœuf et convient mieux aux enfants et aux convalescents; de plus, elle a l'avantage de ne jamais contenir le microbe de la tuberculose.

Bouillon. — Après avoir parlé de la viande en général, il faut bien que nous disions un mot du bouillon, de la gélatine et de l'osmazôme qui en proviennent.

Le bouillon est nourrissant, dit-on, le bouillon est la quintessence de la viande. c'est une erreur.

Le bouillon renferme l'arome qui s'est développé dans la viande, sous l'influence de la tem-

---

1. Nous faisons usage depuis longtemps de la viande préparée de cette façon, et nous pouvons dire qu'elle est excellente sous tous les rapports.

pérature ; mais il ne contient pas les principes nutritifs de la viande ; disons que c'est une excellente boisson qui stimule légèrement l'estomac par son parfum. Ajoutons que le bon bouillon communique une saveur des plus agréables aux substances fades par elles-mêmes, telles que la fécule, le pain, les légumes, et développe ainsi leurs propriétés nutritives.

Le bouillon, pour être bon, doit être fait avec de la viande très fraîche ; autrement, il ne possède aucune qualité, il est aigre et sans parfum. Le bon bouillon surit d'ailleurs très vite, surtout en été. Tout bouillon qui n'a pas conservé sa bonne odeur, ou qui est légèrement sur, doit être rejeté.

Le bon bouillon dégraissé, froid ou chaud, est une excellente tisane pour les malades.

On peut dire qu'il n'y a que chez soi que l'on prenne ce vrai bouillon, dont la bonne odeur d'osmazôme[1] se répand dans toute la maison ; mais, à tous points de vue, mieux vaudrait retenir cette odeur dans la marmite, plutôt que la laisser se répandre. On y arrive par un feu bien doux produisant, à la surface du liquide, une légère ondulation, et non pas ces grosses bulles qui viennent crever à l'air, en y répandant tout

---

1. Osmazôme. — Ce mot grec veut dire positivement odeur de bouillon. Toutes les substances qui composent l'osmazôme ne sont pas parfaitement définies. Ce nom n'est pas scientifique.

l'arome. Le bouillon doit toujours sourire et ne jamais rire, a dit un célèbre gourmet.

Gélatine ou gelée de Viande. — Nous voici, une fois de plus, en face d'un préjugé nuisible : on croit généralement la gélatine nutritive, et il n'en est rien.

La gélatine, ou gelée de viande, n'existe pas toute formée dans la chair, c'est un produit de sa décomposition.

Toutes les viandes soumises à l'action prolongée de l'eau bouillante se décomposent plus ou moins en gélatine. Plus les animaux sont jeunes et plus on obtient de gélatine ; elle forme une gelée tremblante par le refroidissement de sa dissolution.

Mais ce sont les os qui fournissent le plus de gélatine ; toute la partie alimentaire qu'ils contiennent se décompose en gélatine dans l'eau bouillante.

Nous ne parlons pas ici de la moelle de l'os, c'est bien entendu, mais de la substance alimentaire contenue en grande quantité dans le tissu même des os et qu'on appelle l'osséine.

L'osséine est aussi nourrissante que la viande ; mais elle perd complètement sa valeur nutritive dès qu'elle est décomposée en gélatine.

On pensait, il n'y a pas bien longtemps encore, que la gélatine était une nourriture d'une grande valeur, et on en faisait des tablettes qui, sous un petit volume, devaient nourrir beaucoup ; c'étaient les tablettes binutritives, nom donné par l'inventeur. Grâce à des réclames magnifiques, grâce surtout aux rapports favorables faits à l'Académie, l'usage de la tablette se répandit partout ; mais elle ne fut réellement profitable qu'à l'inventeur, car l'on s'aperçut trop tard que tous les malades qui en faisaient usage pour se fortifier allaient en dépérissant.

En cela, on eut mieux fait de consulter les animaux qui, avec leur instinct, se trompent moins souvent que les savants, avec leur science. Les chiens et les rats, si avides de véritables substances alimentaires, délaissent la gélatine, tandis qu'ils se nourrissent d'os crus. Ces mêmes animaux meurent de faim quand ils sont condamnés à ne manger que des os bouillis et la gélatine qui en provient.

L'introduction des os dans le pot-au-feu ne rend donc pas le bouillon plus nourrissant ; ils lui transmettent une saveur fade et quelquefois repoussante, bien différente de l'odeur aromatique et stimulante que le bon bouillon exerce sur l'estomac ; enfin, la grande quantité de gélatine fournie par les os rend le bouillon indigeste.

Cela n'empêche pas messieurs les bouchers de faire croire aux cuisinières que les os font toujours bien dans le bouillon, et ils se réjouissent fort de pouvoir les placer dans leurs paniers.

Dans certains restaurants, et surtout dans les gares, où la consommation du bouilli est presque

nulle, on ne trouve généralement que du bouillon
d'os.

Dans les buffets de chemin de fer, on ne consomme d'ailleurs que fort peu de bouillon. A l'arrivée du train, on le présente toujours si bouillant
au voyageur pressé, qui veut se « réconforter »,
que c'est à peine s'il a le temps, après avoir bien
soufflé, d'y tremper les lèvres et de se brûler :
la cloche du départ sonne, il faut payer et
partir.

Il est inutile de dire que ce bouillon a déjà
servi et qu'il servira longtemps encore ; enfin
c'est un bouillon qui ne sera jamais consommé.

Dans les os des jeunes animaux, l'osséine forme
plus de la moitié de leur poids. Lorsque l'osséine
a été décomposée en gélatine, par l'eau bouillante,
il ne reste plus qu'un os spongieux formé de sels
calcaires.

La quantité d'osséine diminue avec l'âge ; chez
les vieillards il n'en reste presque plus, aussi
leurs os sont cassants comme le marbre et difficiles à souder.

Osmazôme. — La chair mise dans l'eau bouillante se décompose en osmazôme et reste en
dissolution. C'est l'osmazôme qui donne au bouillon sa couleur ambrée, sa bonne odeur, ainsi que
son action stimulante sur l'estomac. C'est l'osmazôme qui, en se caramélisant, donne aux
sauces et aux rôtis leur couleur d'un brun doré.

Là, il se produit plus d'osmazôme que dans le bouillon.

C'est, en effet, par la chaleur du four ou de la broche que l'osmazôme se développe, de même que le grillage développe le parfum du café.

Ce n'est pas sans intention que nous rapprochons le café de l'osmazôme : le bouillon, et surtout les sauces de rôtis, par l'osmazôme qu'ils contiennent, ont la plus grande ressemblance avec le café ; si leurs propriétés excitantes ne sont pas les mêmes, du moins pouvons-nous constater leur analogie.

La chair de mouton est moins excitante que celle du bœuf, parce qu'elle fournit moins d'osmazôme : c'est pour cette raison que les médecins recommandent aux convalescents la côtelette de mouton et non le bifteck.

Ce sont les jeunes animaux, ai-je déjà dit, qui donnent le plus de gélatine par la cuisson, mais c'est la chair des animaux adultes qui fournit le plus d'osmazôme. Voilà pourquoi le bouillon de veau, qui ne contient que de la gélatine, est si fade ; il est même indigeste, et pour cette raison laxatif. Les bonnes femmes disent qu'il est rafraîchissant ; mais la vérité est que la gélatine traverse tous les organes digestifs sans être assimilée.

Voici maintenant une bonne recette pour le lecteur qui voudrait avoir une excellente gelée de viande pour la confection des sauces savantes dans les grands jours : il fera mettre dans la marmite un jeune poulet qui fournira la gélatine, et il y ajoutera un bon vieux coq tout en osmazôme ; celui-ci donnant à celui-là ce qui lui manque, l'ensemble sera parfait.

Mais nous sortons de notre sujet.

CHAPITRE III

Le Lait.

« Ce n'est pas sans tristesse que l'on voit de pauvres gens vendre le lait de leur vache pour acheter de mauvaise bière ou de misérable café, parce que ces boissons sont prisées plus haut. » (Abbé Kneipp.)

Lait de vache. — Le meilleur lait est celui qui provient des vaches mises en pâture. On les y met peu. Si encore, les étables étaient bien tenues, bien aérées, le mal ne serait pas grand ; mais le

plus souvent il n'en est rien. Quand on pénètre
dans ces étables, on est suffoqué par la chaleur et
par une odeur repoussante de fumier : les vaches
y deviennent phtisiques en peu de temps ; le lait
qu'elles fournissent est malsain et de mauvais
goût, surtout si à la saleté de l'étable se joint une
nourriture composée de pulpes, de tourteaux et
de drêches de brasserie.

Ce serait une erreur de croire que les vacheries
sont mieux tenues au village qu'à la ville. Aucune
surveillance n'est exercée dans les campagnes, et
nous avons connu nombre de fermes où la falsification du lait s'opérait en grand. Dans une ins-
pection que je fis comme membre d'un conseil
d'hygiène, je découvris une vacherie installée
dans une cave : là, il y avait vingt animaux
pressés les uns contre les autres, privés d'air et
de lumière et vivant sur un fumier infect. Je
laisse à penser ce que devait être le lait de ces
pauvres bêtes !

Lait de chèvre. — Voilà un excellent lait dont
on devrait faire un plus fréquent usage. Si vous
ne pouvez avoir une vache, achetez une chèvre,
si toutefois vous possédez un pré suffisant pour la
nourrir. Le lait de chèvre est le plus nourrissant
de tous, il est considéré comme le plus digestible
et le plus tonique. Il a encore sur les autres laits
l'avantage de ne jamais contenir le microbe de
la tuberculose. La chèvre n'est jamais phtisique ;
elle est même réfractaire à l'inoculation de cette

maladie. Son lait convient donc aux phtisiques[1].

On reproche au lait de chèvre son odeur de bouc ; cette odeur est communiquée par les chèvres tenues à l'étable, elle disparaît quand les chèvres vivent en plein air.

Dans certains pays, ce lait remplace entièrement le lait de vache ; dans le Midi, les enfants têtent la chèvre dont ils digèrent très bien le lait. On croit généralement que le lait de chèvre contient moins de crême que le lait de vache ; c'est une erreur : dans le premier, la crême met seulement plus de temps à monter, et après vingt-quatre heures c'est à peine si un dixième est parvenu à la surface, tandis que presque toute la crême du lait de vache est montée dans le même temps.

Lait d'ânesse. — Le lait d'ânesse est en ce moment le moins usité, il est d'ailleurs peu nourrissant, ainsi que nous le verrons par l'analyse. Il contient très peu de matières grasses et azotées ; mais c'est le plus riche en sucre. Il jouissait autrefois d'une grande réputation, témoins les vers suivants attribués à François Ier :

> Par sa bonté, par sa substance,
> Le lait de mon ânesse a refait ma santé,
> Et je dois plus en cette circonstance,
> Aux ânes qu'à la faculté.

1. Cependant, en prenant beaucoup de précautions, on peut inoculer la tuberculose à la chèvre, mais cela ne nous paraît pas bien utile.

Tableau donnant la composition de différents Laits

Pour 100 de lait de bonne qualité on trouve	Femme	Vache	Chèvre	Anesse
Eau	88.45	87.10	84.70	88.10
Caséine, albumine ou matières azotées	3 »	4.10	4.50	3 »
Beurre	3 »	4.05	5.50	2 »
Sucre de lait	5.05	4 »	4.50	6.40
Sels (phosphates de chaux magnésie, fer, chlorures, etc.)	0.50	0.75	0.80	0.50
	100 »	100 »	100 »	100 »

D'après ce tableau, on voit que le lait d'ânesse est celui qui se rapproche le plus du lait de femme.

Le lait de vache est plus riche en caséine et en beurre que le lait de femme ; mais celui-ci contient un peu plus de sucre. C'est une chose à prendre en considération quand il s'agit d'élever les enfants au biberon.

Il est facile de voir, d'après le tableau, qu'en ajoutant une partie d'eau à trois parties de lait de vache, on obtiendra un mélange qui contient autant de matières grasses et azotées que le lait de femme, seulement le sucre de lait est en déficit de 20 grammes environ par litre de mélange. Nous verrons que généralement on ajoute beaucoup trop d'eau et de sucre.

On a l'habitude de remplacer ces vingt grammes de sucre de lait par le même poids en sucre ordinaire ; mais ce n'est pas la même chose, ces deux espèces de sucre ayant une composition tout à fait différente. On ferait beaucoup mieux, dit le Dr Germain Sée, de mettre du sucre de lait, dont la digestion se fait directement, tandis que le sucre blanc ordinaire doit se transformer en glucose pour devenir assimilable [1].

N'oublions pas que les analyses ci-dessous

---

1. Le sucre doit (s'intervertir) c'est-à-dire se transformer en glucose et en lévulose pour devenir assimilable : nous dirons un mot de cette transformation remarquable qui s'opère dans l'intestin.

représentent des laits de très bonne qualité ; malheureusement on en trouve beaucoup de moins
bons, et encore plus de mauvais, grâce aux falsifications.

On pourrait croire que le lait que l'on voit
traire est exempt de toute falsification ; ce n'est
pas toujours une raison.

Voici un exemple de lait d'ânesse analysé par
M. Duclaux, de l'Académie. Cette ânesse faisait
partie de l'un des troupeaux qui se rendent à la
porte des malades :

Eau	90,70
Matière azotée.	1,33
Sucre	6,54
Beurre	1 »
Sels	0,43
	100 »

On voit quelle pauvre ressource peut être un
pareil lait pour un malade. En faisant abstraction
du sucre, il est trois fois moins riche que le lait de
vache, et on le fait payer fort cher. Ce lait contient près de 91 pour 100 d'eau, et cependant il
n'a pas été baptisé.

C'est par des breuvages abondants qu'on arrive
à de pareils résultats.

Voilà bien, si on peut s'exprimer ainsi, une falsification avant la lettre.

Lait cru et lait bouilli. — Autrefois il était uni-
versellement admis que le lait de vache devait
être employé tel qu'il se trouve, au sortir de la

mamelle, et il était seul usité dans l'allaitement
artificiel.

On disait et répétait que le lait bouilli était
inférieur au lait cru, et la généralité des médecins
acceptaient, comme une vérité hors de constesta-
tion, cette assertion dont ils ne songaient nullement à vérifier l'exactitude par des expériences
rigoureuses.

Depuis quelques années, un changement important s'est produit dans l'opinion des médecins,
à la suite d'études plus approfondies sur le lait
par M. Duclaux, membre de l'Académie des
Sciences, et par les Drs Rouvier et Budin, membres de l'Académie de Médecine. Enfin, on peut
dire que la question est résolue, après les expériences précises faites à l'hôpital Beaujon par le
Dr Drouet ; son travail vient d'être couronné par
l'Académie de Médecine.

Le Dr Drouet démontre que les enfants élévés
au biberon digèrent généralement mieux le lait
bouilli que le lait cru.

Les pesées journalières des enfants ne laissent
aucun doute à ce sujet ; avec le lait bouilli les enfants se portent mieux, ils ont moins souvent la
diarrhée, et leur mortalité est moins grande. Voilà
des faits qui, mieux que la théorie, prouvent la
supériorité du lait bouilli sur le lait cru.

Les expériences faites à la Maternité et à la
Charité par le Dr Budin confirment celles du
Dr Drouet.

3

Voici maintenant comment le Dr Drouet expplique ces faits :

Le lait d'un animal n'est parfaitement digéré que par un animal de la même espèce.

Il n'est donc pas étonnant que l'enfant qui digère très bien le lait de femme, le seul qu'il doit prendre normalement, ne se trouve pas toujours bien du lait de vache.

C'est qu'il y a entre ces deux laits une différence notable.

Nous savons tous que lorsque nous buvons du lait, nous digérons du fromage ; la caséine qui se trouve en dissolution dans le lait se précipite en caillots plus ou moins gros dans l'estomac.

Le lait de femme se coagule en un précipité extrêmement fin qui se digère aisément, parce que l'imprégnation par le suc gastrique est facile.

Pour le lait de vache, au contraire, la coagulation se fait en masse, le coagulum prend l'aspect d'un bloc consistant dont la digestion est souvent pénible. Il n'en est pas de même lorsque le lait de vache a subi l'ébullition : la coagulation se fait en grumeaux plus légers et plus accessibles à l'action du suc gastrique. Il en résulte donc que l'ébullition a pour effet de rapprocher le lait de vache du lait de femme et de le rendre plus digestible pour les enfants en bas âge.

Les personnes adultes sont souvent incommodées par le lait qu'elles prennent chaud, sortant du pis de la vache ; c'est, en effet, à ce mo-

ment que cette boisson se coagule le plus vite
dans l'estomac en masse solide et indigeste. Il
peut en résulter de graves indispositions ; mais,
le plus souvent, le lait pris dans ces conditions
ne fait que purger. Quand le lait dérange, ce ne
peut être qu'à la suite d'une indigestion.

Malgré la plus grande digestibilité du lait
bouilli, on trouve cependant des personnes qui
digèrent mieux le lait cru.

Il y a d'ailleurs des aptitudes particulières de
l'estomac qu'il est impossible de prévoir ; certains mets, manifestement lourds et indigestes
pour la généralité, sont cependant bien supportés
par quelques individus. C'est ainsi que l'on voit
des adultes digérer plus facilement la choucroûte,
le homard, et les croûtes de pâtés, que le poulet
rôti, les œufs à la coque et la côtelette de
mouton.

Nous n'avons pas encore parlé jusqu'à présent
de la transmission des maladies par le lait : nous
savons qu'un grand nombre de vaches sont phtisiques, et que leur lait peut contenir le microbe
de cette maladie ; il est également prouvé que la
fièvre aphteuse, vulgairement appelée (cocotte)
se transmet de la vache à l'espèce humaine : nous
savons enfin que le lait est presque toujours baptisé et que l'eau employée peut contenir les microbes du choléra, de la fièvre typhoïde, de la
scarlatine, de la coqueluche, etc.

On a vu, à Paris, des laitières établies sous les

portes cochères, verser dans leur lait l'eau recueillie dans le ruisseau. Ces eaux infectées de matières putrides constituent un véritable poison. Les mêmes conséquences résultent du coupage du lait dans les fermes avec l'eau fournie par une source impure.

N'oublions pas maintenant que les vaches qui offrent toutes les apparences de santé peuvent, de l'avis de tous les vétérinaires, être tuberculeuses ; rien n'est plus difficile que de reconnaître cette maladie ; aussi les exemples de contagion par le lait tuberculeux ne manquent-ils pas ; nous en donnerons un exemple [1].

Voici ce que disait le docteur Brouardel, à l'Académie de Médecine, le 28 janvier 1890 ;

« Cinq pensionnaires d'un établissement d'ins-
« truction privée, âgées de quatorze à dix-sept
« ans, moururent de tuberculose en très peu de
« temps, sans qu'elles eussent aucune tare héré-
« ditaire. Or, quelques semaines après, on ame-
« nait à l'abattoir une vache qui fut reconnue
« tuberculeuse ; et on apprit que c'était une vache
« qui fournissait du lait à l'établissement en
« question. »

Enfin voici l'opinion du Dr Villemin qui, pour ses découvertes sur la transmission de la phtisie, a remporté le prix de cinquante mille francs décerné par l'Académie de Médecine.

---

1. On parvient aujourd'hui à reconnaître la tuberculose chez les vaches, grâce à la tuberculine du Dr Kock.

« Le lait de vache, dit le Dr Villemin, contient souvent le microbe de la tuberculose, l'ébullition détruit ce microbe, ainsi que tout les microbes dangereux. Dans le lait bouilli, il ne reste plus que des microbes inoffensifs. Les microbes de la tuberculose pullulent dans les vacheries. »

Autrefois, pour guérir les poitrinaires, on les envoyait coucher dans des étables !

Le lait, avons-nous dit, ne peut être digéré s'il n'est au préalable tranformé en fromage. Comment cette transformation a-t-elle lieu ?

L'estomac secrète un ferment (lab-ferment) analogue à la présure ; c'est sous l'influence de ce ferment que se produit la coagulation du lait.

Le fromage ainsi formé est ensuite digéré par la pepsine également secrétée par l'estomac et d'autres sucs digestifs fournis par l'intestin.

L'estomac des jeunes enfants contient beaucoup de ce lab-ferment ; celui des adultes en contient moins, et quelquefois, il fait complètement défaut. Aussi, voit-on des personnes qui ne peuvent digérer le lait, mais ces mêmes personnes digèreront très bien le fromage blanc.

Le fromage blanc, quand il est frais, est une des meilleures nourritures : il est a recommander aux vieillards et aux enfants parce qu'il est facile à mâcher, et il est même à regretter que les adolescents en fassent si peu de cas.

« Faites comme les pauvres ; mettez sur votre pain du fromage blanc au lieu de confitures, et

vous vous en trouverez mieux. A recommander
aux mères de familles. (A. Kneipp.) »

Les autres fromages, ceux qui ne sont pas trop
faits, ont également une grande valeur nutritive ;
mais ils ne sont digestibles que dans une certaine
mesure, ce qui fait qu'on ne peut en manger
qu'une petite quantité.

Un morceau de fromage aide le pauvre à manger et à digérer un gros morceau de pain.
Quant aux fromages avancés, d'une odeur et
d'un goût forts, ce n'est qu'un amas de microbes
des plus indigestes, et il est regrettable de voir
tant de personnes donner la préférence à ces
choses malsaines.

C'est ce fromage avancé qu'on emploie après
un repas trop copieux pour aider, dit-on, à la
digestion. En effet, les microbes se répandent
rapidement dans la masse alimentaire, la rédui-
sant bientôt à un état pareil à celui du fromage.
C'est la fermentation putride qui commence et
non la bonne digestion. Il en est de même quand
on mange du gibier trop faisandé ou d'autres
nourritures gâtées.

Comment faut-il faire bouillir le lait ? —
Lorsque le lait bout, il se forme à la surface une
pellicule qui va en augmentant d'épaisseur. Cette
peau est fort nourrissante puisqu'elle se compose d'albumine, de caséine et de crème ; mais
elle se digère moins bien que le lait ; il faut donc,
autant que possible, éviter sa formation.

On y parvient, en partie du moins, en retirant le lait du feu aussitôt qu'il est monté et en le recouvrant immédiatement. C'est ainsi qu'il devrait être servi dans la casserole même où il a bouilli, et les meilleures casseroles, pour cet usage, sont celles en porcelaine que l'on peut tenir facilement propres. Tel est le lait que l'on considère comme le plus digestible.

En un mot, le lait ne doit jamais mijoter sur le coin du fourneau : plus il reste sur le feu, plus il devient indigeste.

Lait stérilisé à 100 degrés. — Depuis quelques années on fait usage pour les enfants de lait chauffé au bain-marie : le lait est mis dans des petites bouteilles contenant la quantité nécessaire pour un repas (150 à 200 grammes) ; et on plonge ces bouteilles dans l'eau bouillante où elles restent pendant 40 minutes environ. Tout le monde connaît maintenant cette nouvelle méthode, nous ne la décrirons pas.

Le grand avantage de ce système est qu'il n'y a plus de transvasement d'une bouteille dans une autre plus ou moins propre, le bébé prend le lait dans la bouteille même où il a bouilli, c'est parfait.

Voilà ce qu'on appelle le lait stérilisé (?)

Cependant le lait qui a mijoté pendant un certain temps au bain-marie n'est peut-être plus aussi digestible que celui qui n'a fait qu'un seul bouillon comme précédemment, mais il est d'un

emploi plus commode et plus facile à préserver des
impuretés. Ce sont là des choses à considérer
lorsqu'il s'agit de l'alimentation des jeunes
enfants. Ajoutons que le lait stérilisé est employé
aujourd'hui dans les hôpitaux de Paris et qu'il
donne de bons résultats.

Voici ce que dit un praticien des plus autori-
sés, le Dr Budin, de l'Académie de Médecine, médecin en chef de la Maternité, dans son
livre les *Nouveau-nés* :

« Nous donnons aux nouveau-nés, non plus du
lait additionné d'une plus ou moins grande
quantité d'eau, mais du lait pur, et les enfants
augmentent de 25 à 35 gr. par jour. Il est rare que
nous soyons obligés de couper le lait d'une
petite quantité d'eau pendant les premières
semaines. Mais on a l'habitude de mélanger le
lait avec des proportions d'eau trop grandes pendant les premiers mois, et l'on s'étonne que l'enfant ne progresse pas [1]. »

Question. — Pourquoi donner le nom de lait
stérilisé au lait qu'on fait chauffer à 100 degrés
au bain-marie ?

On dit qu'une substance est stérilisée lorsque
tous ses germes de corruption ont été détruits ;
or, si le lait bouilli ne contient plus aucun
microbe dangereux, il renferme néanmoins une

---

1. Nous savons qu'en mélangeant une partie d'eau à trois
parties de lait de vache, on rapproche celui-ci du lait de femme :
on met généralement plus d'eau.

foule de microbes qui proviennent des vacheries et des laiteries. Ce lait n'est donc pas stérilisé complètement, aussi ne pourra-t-il pas se conserver longtemps.

Pour stériliser complètement le lait ou une substance quelconque il faudrait les faire bouillir à une température de 120 degrés, alors seulement, ces substances débarrassées de tout germe de corruption pourraient se conserver indéfiniment.

Mais on ne peut stériliser le lait parce qu'il se décompose à une température de 115 degrés environ. Cependant le lait chauffé entre 110 et 115 degrés, dans des appareils spéciaux, se conserve pendant quelques mois, mais il a un goût désagréable de lait cuit, de plus, les microbes qu'il contient encore le décomposent lentement en lui donnant une couleur noirâtre et un goût amer. Ce n'est plus alors qu'un liquide fort peu appétissant. Ce lait, malgré ses inconvénients, rend des services dans les voyages au long-cours.

Conclusions. — Résumons en peu de mots ce que nous venons de dire du lait de vache :

1° Ce lait est souvent le véhicule des germes contagieux de certaines maladies ;

2° Parmi celles-ci, la tuberculose est de beaucoup la plus fréquente ;

3° L'ébullition du lait met à l'abri de tout danger :

4° On digère généralement mieux le lait bouilli que le lait cru ;

5o Il est absolument indiqué de faire bouillir le lait pour l'allaitement artificiel : les bébés se portent mieux, ils ont moins souvent la diarrhée et leur mortalité est moins grande que lorsqu'ils sont élevés au lait cru ;

6° Il est important de préparer tous les jours le lait bouilli en observant une grande propreté.

CHAPITRE IV

Les Légumes et les Fruits.

Légumes farineux. — Leur pouvoir nutritif. — Les légumes
herbacés peu nourrissants. — Leur utilité. — Le riz et les
légumes verts. — Les fruits. — Raisins du Nord et du Midi.
— Raisin aromatique. — Lait végétal. — Glucose ou sucre
de raisin. — Le rôle important qu'il joue dans l'alimentation.
— Les grives de Lucullus. — Les prunes. — Les poires
blettes.

Certains légumes sont aussi nourrissants que
la viande ; ce sont les pois, les haricots, les fèves
et les lentilles ; viennent ensuite le riz et les
pommes de terre qui nourrissent déjà moins.

Encore faut-il que ces légumes aient été ré-
coltés en pleine maturité, car les pommes de
terre nouvelles, les petits pois et les haricots n'ont
aucune valeur nutritive. Il en est de même des
légumes herbacés, tels que la laitue, la chico-
rée, l'oseille, les épinards, etc. ; cependant ces
légumes exercent sur la santé une influence favorable en contribuant à varier le goût des aliments :
C'est ainsi qu'ils forment un excellent assaisonnement par les sels qui font partie de leur com-

position même. Ils sont encore utiles pour lester l'estomac des gros mangeurs.

Pourquoi les légumes herbacés, qui n'ont pour nous aucune valeur nutritive, peuvent-ils nourrir parfaitement les herbivores ?... C'est ce que nous verrons plus loin.

Ces légumes sont peu ou point assimilables, ils traversent l'intestin sans modification, ce qui les rend légèrement laxatifs. C'est pour cette raison que certaines personnes leur donnent le nom singulier de rafraîchissant ; de même qu'elles donnent au riz le nom d'échauffant, parce qu'il produit un effet inverse. Le riz n'est pas échauffant, s'il constipe c'est qu'il est presque totalement assimilé et qu'il laisse peu de résidu [1].

Le riz est donc une excellente nourriture qui devrait être employée plus souvent, il devient un excellent remède dans les diarrhées, parce qu'il ne fatigue pas l'intestin comme le font les épinards et autres herbacés du même genre.

Ce n'est pas sans raison qu'on a donné à ces légumes, qui frottent les organes digestifs, le nom de balai de l'intestin. Mais il y a des cas où il ne faut pas balayer trop fort.

C'est à la fécule et à la matière azotée, conte-

1. En Chine et dans les Indes, il y a plus de cent millions d'habitants qui ne prennent que du riz pour toute nourriture et du thé comme boisson. Avec dix sous par jour de notre monnaie, ils se nourrissent et font des économies. C'est ainsi qu'ils peuvent aller en Amérique faire une rude concurrence aux ouvriers.

nue en grande quantité dans les pois et les haricots secs, que ces légumes doivent leur valeur
nutritive [1].

La pomme de terre, avons-nous dit, est un petit pain tout fait ; j'entends celle qui est cuite au
four, ou encore mieux sous la cendre. C'est ainsi
qu'elle se digère le mieux et qu'elle nourrit le
plus. Cuite de cette façon, et réduite en purée
avec du lait, voilà encore une excellente nourriture.

On disait autrefois à la campagne : quand on a
du pain, des pommes de terre et des pois, le reste
peut manquer : on demeure bien portant et fort
pour les travaux.

Le fameux saucisson dont les soldats allemands
firent un si grand usage pendant la guerre de 1870
était composé en grande partie de purée concen-
trée de pois. C'est ce que les Allemands appellent
ration de fer. Elle est réservée pour le moment
de la bataille, par exemple.

La ration de fer réunit, sous le plus petit volume,
la plus grande somme de matières nutritives.
Les Allemands tiennent secrète sa formule exacte,
et l'accès des établissements où on la fabrique est
interdit.

Si les légumes herbacés n'ont aucune valeur
nutritive, il n'en est pas de même des fruits ;

1. Pour les jeunes enfants et les personnes délicates, ces légumes doivent être parfaitement cuits et passés au tamis, car
leur enveloppe de cellulose est dure à l'intérieur.

quelques-uns sont même très nourrissants. Parmi ceux-ci, nous devons placer le raisin en première ligne.

Nous ne parlons pas des raisins de serre qui
ont certainement un goût fort agréable, mais
qui sont débilitants ; ni des raisins de la région
du Nord qui conservent toujours une teinte verdâtre et un goût aigrelet; mais bien des raisins du
Midi qui mûrissent complétement en plein air. Ces
raisins, surtout les raisins noirs, sont toujours
nourrissants et d'une digestion prompte et facile.

Voici d'après M. Payen la composition du raisin :

1° Du glucose (sucre de raisin) aliment respiratoire par excellence ;

2° De l'albumine végétale, des matières grasses,
des substances gommeuses (pectoses), substances
également nourrissantes ;

3° De l'acide tartrique conférant au raisin son
goût légèrement acidulé ;

4° Du tanin qui réside dans les pépins et dans
la peau et qui donne au raisin noir spécialement
son âpreté caractéristique ;

5° Enfin, des sels de soude, de chaux, de fer,
de magnésie et de potasse.

On conçoit qu'avec une composition si com-
plexe, le raisin soit loin d'avoir une action indif-
férente sur la nutrition. Tout d'abord, l'action
est évidemment variable, selon qu'on avale ou
non la pellicule. Ces parties indigestes agissent

véritablement comme purgatif sur l'intestin
qu'elles excitent mécaniquement ; mais le raisin
bien mûr cesse d'être purgatif, si on a soin de rejeter les pelures ; c'est alors un fruit rafraîchissant, au vrai sens du mot, c'est-à-dire qu'il épure, fluidifie et reconstitue le sang en le tonifiant.
C'est, en un mot, l'un des fruits les plus hygiéniques.

Parmi les excellents raisins noirs du Midi
qui réunissent ces qualités, il faut placer en
première ligne les beaux chasselas de Montau-
ban.

Pour les raisins blancs, on peut dire que ceux
de Fontainebleau tiennent la première place ;
quand aux raisins aromatiques (raisins-muscats),
mangeons-en moins, car ils sont plutôt nuisibles
à la santé.

Un médecin célèbre, frappé de la grande analogie chimique du lait avec le jus de raisin,
qualifiait celui-ci de lait végétal et en faisait un
aliment de premier ordre.

Il est de fait que la valeur nutritive du raisin
est grande. La grive qui s'en nourrit devient grasse
rapidement, et c'est ainsi que Lucullus aimait
à l'engraisser dans ses volières.

Si, dans le nord de la France, on ne peut obtenir de raisins parfaits, on y trouve en abondance
ces délicieuses poires et ces excellentes prunes
de reine-claude qui fondent dans la bouche, dès
qu'on y porte la dent ; voilà qui vaut le raisin.

Par le sucre et par l'albumine qu'ils contiennent, ces fruits ont certainement une valeur nutritive. Mangés avec une tartine, ils sont excellents pour compléter un repas ou faire un lunch.

Tous les fruits doivent être servis dans un état de maturité parfaite. La poire n'est bonne que lorsqu'elle est à point; imparfaitement mûre elle contient un principe acide et astringent nuisible à l'estomac; trop mûre elle prend un goût de moisi, elle devient pâteuse, blette et malsaine. Laissons donc là tous les mauvais fruits qui commencent à se gâter et ne prenons que les bons.

La manie de beaucoup de personnes, c'est de manger des primeurs: des cerises à Pâques; du raisin, quand c'est le moment des cerises, et des fraises à la fin de l'année. On en est même à se demander si ce sont bien là des primeurs, tant l'ordre des saisons est changé, ne serait-ce pas plutôt des (retardateurs)? Quoiqu'il en soit, ce qu'il y a de certain, c'est qu'ils ne valent rien, et qu'ils coûtent cher.

La nature ne fait rien à contre-temps, elle nous offre des fruits mûrs à une époque: c'est à cette époque qu'il faut les manger. Ce que nous disons des fruits on peut le dire également des légumes.

CHAPITRE V

Boissons. Assaisonnements. Tabac.

« Le Créateur nous prépare lui-même une
boisson, c'est l'eau ; ce que Dieu a créé est bon,
sans cela Dieu ne l'aurait pas créé ; mais ce que
les hommes font est et demeure l'œuvre de
l'homme. »

« Celui qui cherche son salut dans le vin fait
fausse route. Les habitants des contrées, où il
n'y a pas de vin, prouvent que le vin n'est pas

4

nécessaire à l'homme ; il en est du vin comme de
la bière et du cidre ; celui qui n'y est pas habitué
n'en sent pas le besoin. »

« Je donnerai donc le conseil suivant : Jouissez
du vin d'une façon raisonnable ; mais ne croyez
pas qu'un grand usage puisse vous être utile.
Nous parlons ici du véritable vin ; mais le vin
falsifié, que l'on trouve partout, ne peut, comme
la bière et le cidre de mauvaise qualité, que
causer bien des maladies. » (Ab. Kneipp.)

Vin blanc. Vin rouge. — Le vin blanc a une
action bien différente de celle du vin rouge.
Celui-ci contient du tanin qui atténue l'action de
l'alcool ; le vin blanc, au contraire, pauvre en
tanin, agit immédiatement, et ses effets se portent
brutalement sur le cerveau, surtout lorsqu'il est
pris à jeun. Cette action est également due à
l'éther acétique dont les vins blancs renferment
de 2 à 5 grammes par litre[1].

Nous avons connu bien des chasseurs qui, au
moment de la chasse, s'abstenaient de vin blanc.
« Il coupe les jambes et fait trembler les mains »,
disaient-ils.

Certains vins du Rhin ont une action si marquée sur la moelle épinière qu'elle peut aller

---

1. Parmi les vins rouges, il faut distinguer les vins de Bourgogne des vins de Bordeaux : toutes choses égales d'ailleurs, les
premiers sont beaucoup plus excitants, leur excitation provient
surtout du bouquet. Le bouquet si délicieux du vin de Romanée
est constitué par des poisons violents. (Voir l'appendice B.)

jusqu'à la paralysie des jambes. (Tourdes, de Nancy.)

C'est par leur action excitante que tous les vins blancs acquièrent leur propriété diurétique.

Cidre. — Le cidre a, comme le vin blanc, des propriétés excitantes ; mais il a bien d'autres inconvénients. La grande difficulté est d'obtenir de bon cidre. Lorsqu'il est récent, c'est une drogue trouble, indigeste et purgative ; mais après quelques mois de fermentation, il se transforme en boisson alcoolique, d'un goût agréable, susceptible de mousser. Malheureusement, il est rarement limpide ; il contient dès lors tous les microbes de la fermentation et bien d'autres encore. En effet, le cidre contient presque tous les microbes de l'eau qui entre dans sa composition, la fermentation ayant peu d'action sur eux, et l'on sait que l'eau transmet très facilement la fièvre typhoïde, le choléra, les fièvres intermittentes, le charbon, l'anthrax, le furoncle vulgairement dit clou. Et dire que nous connaissons des fermiers qui, pour faire le cidre, vont puiser l'eau à l'abreuvoir, sous prétexte qu'elle est plus douce !

Aussi, une telle boisson ne peut-elle se conserver, surtout lorsqu'elle est en vidange : le cidre moisit, s'acidifie, devient visqueux, noirâtre et malsain. Lorsqu'on examine au microscope une goutte de cidre, dont la limpidité n'est pas parfaite, on reste stupéfait du nombre de corpuscules qui s'y meuvent.

Oh ! si on avait toujours sous les yeux cette goutte semblable à une mare, où grouille tout un monde fantastique, avec quelle répugnance on repousserait toute boisson qui n'est pas absolument limpide !

Il est vrai que beaucoup de ces microbes sont détruits et digérés par le suc de l'estomac, mais un trop grand nombre échappe à la destruction et se répand dans l'organisme.

Il en résulte des embarras gastriques, des maladies d'intestins, des diarrhées, etc.

En définitive, le cidre est le plus souvent une mauvaise boisson. Ecoutons le Dʳ Monin :

« Le cidre convient surtout aux gosiers normands et bretons. Cinq personnes sur dix ne peuvent digérer le meilleur cidre, il cause des gastralgies, des coliques avec diarrhée, de l'irritation des voies urinaires, etc. Ces accidents sont dus à l'acidité de cette boisson.

C'est le cidre également qui carie les dents des jeunes et robustes normandes et vieillit ainsi de bonne heure les frais visages des paysannes de la Normandie et de la Bretagne. »

Bière. — La bière, formée d'orge germée « malt » et de houblon, est une boisson saine et rafraîchissante, pourvu qu'on n'en abuse pas. Prise en quantité convenable, la bière favorise l'appétit ; elle agit comme les médicaments

amers, et par cela même, fait engraisser ; mais
l'abus de cette boisson ne tarde pas à produire
l'effet inverse. Elle déprime les forces et enraie
l'appétit. C'est que le principe amer du houblon,
la lupuline, est un véritable poison narcotique
qui, même à petite dose, produit un certain
alourdissement. (Germain Sée).

Les buveurs de bière, ceux qui paraissent les
plus forts, opposent aux maladies le minimum
de résistance.

Ainsi la bière ne donne pas de force, mais elle
peut faire engraisser en excitant l'appétit par
son amertume. Il est d'ailleurs facile de voir,
d'après les analyses de M. Payen, qu'elle est peu
nourrissante, puisqu'elle ne contient par litre
que 40 grammes de substance alimentaire, dont la
valeur nutritive est bien inférieure à celle du
pain. Ses qualités alimentaires sont donc fort
douteuses : une bouchée de pain nourrit plus
qu'un litre de bonne bière.

Voilà pour la véritable bière, mais nous verrons plus loin, au chapitre des falsifications, ce
qu'il faut penser de ces bières frelatée que l'on
vend partout.

Cognac. –– Quant au cognac, on devrait s'en
abstenir ou en user modérément après le repas,
pour faciliter, comme on dit, la digestion ; mais
cette propriété digestive du cognac est bien dis-
cutée. Ce qu'il y a encore de plus mauvais, ce
sont les liqueurs, les apéritifs et autres boissons

dites hygiéniques, que l'on prend avant les
repas pour ouvrir l'appétit et qui, souvent, produisent un effet contraire, au détriment de l'estomac.

Nous reviendrons avec plus de détails sur
cette question importante des alcools aux appendices B, C, D, et, à ce sujet, nous dirons un mot
des curieuses expériences faites sur les animaux
par les Drs Dujardin-Beaumetz et Daremberg.

Thé. Café. — Le thé et le café sont des excitants très énergiques ; pris avec modération, ils
peuvent quelquefois être utiles, l'abus en sera
toujours nuisible.

L'ingestion immodérée du thé et du café produit un état permanent d'excitation et d'irrita-
bilité, cause de dyspepsie, d'insomnie et d'anémie.
Il produit enfin des tremblements de tout le corps
et des palpitations de cœur. Le théisme et le
caféisme produisent des effets aussi pernicieux
que l'alcoolisme.

Tels sont les dangers des boissons préférées de
l'homme. Il en est de leur emploi comme de celui
des meilleures choses ici-bas : *in medio stat virtus.*

Les personnes nerveuses et les enfants devront
s'en abstenir complètement.

Voltaire prit du café jusqu'à un âge très avancé ;
mais il eut le bon esprit de le prendre toujours
léger, c'est lui-même qui nous en prévient. Fon-
tenelle en fit autant.

Chocolat. — Le chocolat est un excitant comme

le café et le thé ; mais il a sur ces deux substances un grand avantage, c'est d'être fort nourrissant. La tablette de chocolat est le bifteck
végétal.

Le véritable chocolat est le produit de la tritu-
ration de l'amande de cacao et du sucre ; mais
avant de faire ce mélange, il faut griller les
amandes.

Comme pour le café, le grillage du cacao a
pour but de développer l'arome et les propriétés
excitantes.

Le chocolat est un aliment d'une digestion
facile, cependant combien de personnes ne peuvent le digérer. C'est que rien n'est plus falsifié
que le chocolat, et que le plus souvent on ne veut
pas mettre le prix pour en avoir de véritable.

Voici, d'après le dictionnaire de Chevallier[1],
une des nombreuses falsifications du chocolat :

« On dépouille d'abord le cacao de son beurre
tant estimé, qui est l'alimentation respiratoire par
excellence, et on le remplace par du suif de
mouton ou de veau ; puis, on met de la casson-
nade et de la fécule de pomme de terre pour le
faire épaissir ; ensuite, de l'argile mélangée d'oxyde
de fer finement broyé pour donner du poids.
Enfin, pour masquer le goût de cet affreux mélange, on ajoute quelques gouttes d'essence de
vanille fabriquée par le chimiste. »

1. Ce dictionnaire augmente notablement le nombre de ses
pages à chacune de ses éditions.

Telle est, généralement, la composition du chocolat extra-fin, vendu 1 fr. 50 la livre. On comprend qu'un pareil chocolat doit être d'une digestion pénible.

En résumé, le chocolat à bon marché n'est qu'un mélange de suif, de mélasse, d'écorce de cacao et de brique pilée. Lorsqu'on en suce un morceau, il fait l'effet d'une râpe sur la langue.

Amateur de chocolat, nous en faisons usage depuis longtemps, en nous adressant aux meilleurs fabricants, et nous pensons qu'on ne peut avoir de véritable chocolat (bon ordinaire) uniquement composé de cacao et de sucre, à moins de trois francs la livre, et encore, même à ce prix, est-il rare. Quant au fin chocolat caraque ou de Caracas, c'est le plus renommé et le plus cher[1].

Nous conseillons de ne jamais faire usage de chocolats aromatisés de vanille, de cannelle, d'ambre, etc. Le bon chocolat possède un arome des plus fins, qui jamais ne devrait être dénaturé par aucun autre. Ce parfum n'a-t-il pas reçu le nom de théobromine (nourriture des dieux)?

Mais les fabricants ont le plus grand intérêt à introduire dans leurs chocolats toutes espèces d'aromates ; ils ne les payent pas cher, et ils en

1. La ville de Caracas est située en Vénézuela. C'est là qu'on cultive le meilleur cacao. Le mot Vénézuela veut dire petite Venise ; ce pays fut ainsi appelé par les Espagnols à cause de la ressemblance qu'ils lui trouvèrent avec les lagunes de Venise. C'est de cette partie équatoriale de l'Amérique que les Espagnols ont apporté le premier chocolat en Europe.

profitent pour faire monter de beaucoup le prix
de leur marchandise ; ils en profitent surtout
pour masquer le goût de leurs chocolats avariés
ou falsifiés. C'est ainsi que, par une sauce chasseur fortement épicée, les restaurants font passer
leur gibier avancé.

Le chocolat sucé par morceaux et bien mélangé
à la salive, subit dans la bouche même une préparation digestive qui le rendra facilement assimilable : il sera, de cette façon, bien digéré par
l'estomac le plus délicat.

C'est d'ailleurs la meilleure manière d'apprécier le bon chocolat : fondant dans la bouche, il
est onctueux et imprègne le palais de son fin
arome de théobromine.

Le chocolat passe pour un aliment échauffant ;
nous savons ce qu'on entend par ce mot. En effet,
il est peu de substances qui contiennent, à volume
égal, plus de particules alimentaires ; il s'assimile
donc presque entièrement et laisse peu de résidu
dans l'intestin, mais cela prouve-t-il que le chocolat
échauffe ? Cela ne signifie-t-il pas tout simplement
que cette nourriture est trop parfaite et qu'il faut
y joindre d'autres aliments moins riches en matières assimilables pour donner de l'occupation
au colon et au rectum ? Ainsi que l'a dit un grand
philosophe : C'est la fonction qui fait l'organe.

Tout cela prouve que la perfection n'est pas de
ce monde.

L'idéal serait, en effet, de pouvoir se nourrir

d'aliments entièrement assimilables, de vivre
comme les dieux de l'Olympe, d'ambroisie, de
nectar et de théobromine. Ainsi vivent peut-
être les habitants des mondes qui gravitent dans
l'univers, étoiles ou planètes. Ne se nourrissant
pas comme nous, ces habitants ont moins de
besoins matériels, ils peuvent être plus parfaits,
plus pratiques, plus éthérés et infiniment plus
spirituels.

En attendant un monde meilleur, voici une
recette pour préparer le bon chocolat, rapportée
par un célèbre professeur. Je copie :

« Monsieur, me disait la Supérieure du couvent de la Visitation, quand vous voudrez prendre
de bon chocolat, faites-le faire dès la veille dans
une cafetière en faïence, et laissez-le là. Le repos
de la nuit le concentre et lui donne un velouté
qui le rend meilleur. Le bon Dieu ne peut s'of-
fenser de ce petit raffinement; car il est lui-même
toute excellence[1]. »

Aliments d'épargne. — C'est le moment de dire
un mot des aliments d'épargne ou antidéperdi-

---

1. N'employons jamais ces chocolats ou cacaos (à la minute).
Pour les fabriquer et les rendre rapidement solubles, on en retire le beurre et on y ajoute un sel de potasse. Tels sont : le
chocolat express, le cacao Van Houten et autres cacaos *ejusdem
farinæ*. Ces grands industriels, en retirant du cacao la substance
la plus précieuse, le beurre, sous prétexte qu'il est indigeste,
agissent comme les laitiers qui retirent la crème de leur lait,
mais ceux-ci ne disent pas que c'est pour notre plus grand
bien. La vérité est que ces cacaos ne sont que de mauvaises
drogues.

teurs dont le café, le thé, l'alcool font partie, et
auxquels il convient d'ajouter d'autres excitants,
tel que le maté, la kola et la coca. Nous connaissons tous, par les réclames des pharmaciens, les
qualités merveilleuses de ces dernières substances;
mais elles paraissent moins séduire les médecins,
dont le désaccord a été complet pendant longtemps.

Les uns, soutenaient que ces excitants entretiennent les forces et permettent de supporter de
grandes fatigues, tout en mangeant peu, parce
qu'ils atténuent les déperditions de l'organisme,
l'empêchent de se dénourrir, de se désassimiler.

Les autres, affirmaient que ces stimulants
agissent sur les nerfs comme l'éperon sur le
cheval, déterminant bien un déploiement momen-
tané de force, mais que la fatigue et l'abattement
succèdent à cet effort provoqué.

La discussion s'éternisant, Fonssagrives avait
surnommé ces substances « les aliments dis-
cutés[1] »; lorsque la question en fut soumise à un
concours par l'Académie de Bordeaux.

M. Marvaud Angel, professeur à l'École de
Médecine militaire du Val-de-Grâce, vit couronner
son ouvrage. Il contient nombre d'observations

---

[1]. « Pourquoi donner à ces boissons le nom d'aliments,
leurs propriétés nutritives étant nulles ou insignifiantes? Elles
agissent plutôt à titre de condiments, stimulant l'estomac et
exaltant les facultés digestives. » Fonssagrives, *Hygiène alimentaire*. Liebig. Michel Lévy

et d'expériences personnelles, car c'est en se soumettant lui-même au régime des substances en question qu'il peut, au moyen d'analyses rigoureuses, préciser ses conclusions ; non seulement l'alcool, le café, le thé, le maté, la coca, la kola sont des excitants qui agissent sur les nerfs à la façon de l'éperon, mais ils sont encore des antidésassimilateurs.

Ces aliments sont antidésassimilateurs parce que, sous leur influence, la proportion de l'urée diminue dans les urines ; or, nous savons que si la chair est constamment en formation, elle se décompose aussi d'une façon continue, et que l'urée et l'acide urique ne sont autre chose que de la chair décomposée, des matériaux usés et rejetés par l'organisme.

Ainsi donc, sous l'influence de ces boissons excitantes, les muscles s'usent moins, et l'ouvrier pourra exécuter son travail avec moins de nourriture[1].

Mais les propriétés antidénourrissantes de ces boissons disparaissent rapidement par l'usage, et il ne reste plus que leur excitation qui disparaît aussi par l'abus. C'est alors qu'elles exercent le plus souvent leur action abrutissante.

En effet, l'alcool est de toutes les boissons excitantes le plus en usage chez l'ouvrier : c'est que, d'après un préjugé fort répandu, l'alcool donne

---

1. Parmi toutes ces substances stimulantes, la coca et la kola sont aujourd'hui le plus souvent employées en médecine.

des forces. Ce liquide néfaste fait momentané-
ment oublier la fatigue ; il remonte un instant,
donne le coup de fouet, puis la fatigue revient
plus grande ; une nouvelle absorption devient
nécessaire, et l'habitude est vite établie.

Que d'ouvriers obligent même leurs enfants à
boire, dès l'âge de cinq ou six ans, du vin et
même des liqueurs fortes ! « Allons, petit, prends,
cela te donnera des forces, » et le préjugé tient
bon.

Sel. — L'emploi du sel, pensons-nous, n'est
pas plus nécessaire à l'homme qu'aux animaux.
Si le sel était nécessaire aux animaux, le Créateur
y aurait pourvu ; ils trouveraient le sel sur la
terre comme ils trouvent l'eau, la nourriture, et
même certaines plantes qui leur servent de
remèdes ; mais ils auront beau chercher, ils ne
découvriront pas plus le sel que le sucre qu'ils
aiment également bien.

Comme tous les autres condiments : poivre,
moutarde, cannelle, vanille, le sel est un stimulant des organes de la digestion ; il provoque la
sécrétion de la salive et du suc gastrique, après
avoir éveillé l'appétit. Mais les condiments doivent être employés à petites doses et rarement,
car ils n'excitent qu'un appétit factice dont la
répétition fatigue.

C'est une loi de l'économie animale que l'excitation d'un organe en amène l'affaiblissement.
Les sucs digestifs, sous l'influence des assaison-

nements, se secrètant en trop grande abondance,
finissent par tarir, d'où la dyspepsie[1].

On s'habitue au sel au point de ne plus aimer
que les aliments trop salés ; bien des personnes
commencent même par saler leurs aliments avant
de les avoir goûtés, et pourtant la cuisinière, con-
naissant le goût du maître, avait déjà abusé du sel.

Pendant le siège de Metz, en 1870, les soldats
furent privés à la fois de sel et de tabac. La pri-
vation du sel fut bien pénible à ceux qui avaient
l'habitude d'en consommer beaucoup; mais il
paraît que les fumeurs souffrirent encore plus du
manque de tabac.

De ce que les animaux aiment à sentir sur la
langue le goût salé, on en conclut que le sel leur
est favorable ; mais c'est là une erreur, car le
régime de la nourriture salée leur cause à la
longue des maladies d'intestins et les empêche de
vivre vieux. Le sel aiguisant l'appétit peut quelquefois être utile aux animaux malades ; pour la
même raison, il peut favoriser leur engrais-
sement. Mais la grande utilité du sel pour les fermiers, c'est de pouvoir faire manger à leurs bestiaux des fourrages de mauvaise qualité, de même
que, grâce à leurs sauces épicées, les restaurateurs parviennent à nous faire accepter leurs
poissons ou leurs gibiers avancés, pour notre
plus grand dommage.

1. L'estomac et l'intestin ne sécrétant plus aucun suc ressemblent à du parchemin, ils ne peuvent plus rien digérer.

Cependant, l'estomac est « bon enfant, il se fait à tout, » disait un médecin ; l'on voit, en effet, des animaux s'habituer au régime salé. Nous en donnerons un exemple :

Lorsqu'on se rend de Genêts au Mont-Saint-Michel par la grève, on côtoye de vastes « herbues » qui fournissent, pendant huit mois de l'année, une nourriture économique et succulente à des troupeaux de moutons d'une fort petite taille, aux extrémités noires.

Cette race de moutons « prés-salés » est d'un goût excellent[1].

Les herbues ne peuvent pousser que sur la zône couverte par les hautes marées, c'est-à-dire, sur la grève à demi-dessalée.

Cette plante légèrement salée, établit une transition entre l'herbe maritime et celle des champs. Elle diffère d'ailleurs complètement de l'herbe des pâtures. Nous savons que le sel semé sur la terre la rend stérile.

Mais revenons à nos moutons. Est-ce au sel qu'il faut attribuer le goût excellent de leurs .

1. Le meilleur itinéraire pour se rendre de Paris au Mont-Saint-Michel, est de se rendre d'abord à Granville. Là, on suit la côte qui mène à Genêts. Quand la mer est basse, de longues files de voitures légères à un cheval ou à deux chevaux, attelés en flèche, courant, entrant dans l'eau jusqu'au moyeu, font la traversée de la grève mouvante ; et devant ces voitures, un guide courant aussi et brandissant un trident, indique le bon chemin.

Allez au Mont-Saint-Michel par cette route, et non par la digue de Pontorson, qui enlève au paysage toute sa poésie.

côtelettes ? Nous ne le pensons pas ; car nous en avons mangé d'aussi bonnes et même de meilleures dans les Ardennes, dans les Pyrénées, dans les pays enfin ou les moutons vivent en plein air, et se nourrissent de l'herbe fine et aromatique des montagnes.

Enfin, les animaux ne se font pas seulement au régime du sel, on les habitue également au régime du sucre qui, dit-on, les engraisse en excitant leur appétit.

Maintenant, il faut bien le reconnaître, nous transmettons assez promptement la gourmandise et une partie de nos autres défauts aux animaux domestiques, et surtout à ceux qui font en quelque sorte société avec nous : chiens, chats, perroquets, singes. Ces animaux, assez intelligents pour pouvoir nous imiter, perdent leur instinct à notre contact, et deviennent déraisonnables. On voit des petits chiens d'appartement s'habituer à prendre chaque jour leur café sucré et ne vouloir plus que des viandes rôties et des friandises.

A ce régime échauffant ils deviennent hargneux, méchants, malades, et ils acceptent volontiers le petit verre d'huile de ricin qui leur devient indispensable.

Enfin, on voit des perroquets savourer des liqueurs fortes, ce qui les rend bavards et insupportables, ainsi que bien des personnes.

Tout cela prouve que ce dicton (ce qu'on aime ne peut faire mal) est faux même pour les ani-

maux lorsqu'ils ont perdu leur instinct au contact
de l'homme.

Les sauvages et le sel. — Après avoir parlé des
animaux que l'on habitue au régime salé, disons
un mot des peuples qui ont le sel en aversion.

Voici, à ce propos, ce que dit Stanley, le célèbre voyageur qui a parcouru l'Afrique dans tous
les sens :

Au centre de l'Afrique Centrale, sur les bords
de l'Ouellé (pays des Niam-Niam), les voyageurs
blancs ne courent plus grand danger d'être mangés. En effet, la première fois que les sauvages
mangèrent du « blanc », ils firent la grimace tant
ils le trouvèrent salé.

Ils préfèrent de beaucoup les noirs captifs qu'ils
élèvent en troupeaux comme des moutons et qu'ils
nourrissent de végétaux. Les noirs destinés à la
nourriture des grands chefs sont mis en cage et
engraissés avec des patates douces, pour les rendre plus succulents.

Stanley et ses compagnons furent témoins d'une
fête royale où l'on mangea une douzaine de jeunes
filles, préalablement rôties en daube dans des
feuilles de bananier, entre des pierres rougies au
feu.

Ces sauvages de l'Afrique Centrale reçoivent
maintenant le sel de leurs voisins, et déjà ils se
forment le goût ; jusqu'à présent, c'est très bien,
mais bientôt les Européens leur donneront de
l'eau-de-vie de betterave ; c'est toujours par ce

poison que commencent les relations amicales
entre les Deux-Mondes ; ensuite ils leur vendront
des fusils et de la poudre : grâce à ces produits des
peuples les plus civilisés, les sauvages se tueront
plus facilement, ils pourront même nous combattre à armes égales, et cette fois ils nous man-
geront avec infiniment de plaisir à la croque au sel.

On cite également quelques îles de l'Océanie où
les habitants s'abstiennent de tout sel, bien qu'il
soit en abondance autour d'eux.

Si on veut être raisonnable, on n'emploiera que
peu de sel, avec la persuasion que les aliments
renferment en eux, dans leur composition même,
tout le sel suffisant.

Vinaigre. — Les mets préparés au vinaigre
sont excitants, et cet acide produit de l'irritation
dans le corps de ceux qui en abusent. Mais si
l'emploi du vinaigre naturel peut produire des
troubles dans l'organisme, quelles ne seront les
conséquences de l'emploi du vinaigre falsifié !

Aujourd'hui, on fait du vinaigre avec les choses
les plus inimaginables ; tous les acides sont employés pour sa fabrication. Quel effet produira
sur l'estomac une salade assaisonnée d'un pareil
vitriol ?

Il ne saurait être question d'interdire les acides
dans l'alimentation, mais bien d'en modérer l'usage.

Les personnes pour lesquelles rien n'est assez
vinaigré ni assez salé, ruinent leur santé.

Citron. — Le citron a les mêmes inconvénients

que le vinaigre, mais il a sur celui-ci l'immense avantage de ne pouvoir être falsifié, aussi faudrait-il, dans la mesure du possible, remplacer le vinaigre par le citron.

« Il circule, parmi les femmes, une doctrine funeste qui cause chaque année trop de deuils, savoir : que les acides et surtout le vinaigre sont des préservatifs contre l'obésité. Mères de famille, c'est à vous de veiller! Sans doute, l'usage continu des acides fait maigrir, mais ce résultat n'est obtenu qu'au détriment de la fraîcheur, de la santé, de la vie! et quoique la limonade soit le plus doux des acides, il est peu de personnes qui y résistent longtemps. » (Brillat Savarin.)

Tabac. — Quoique ce ne soit pas ici la place de parler du tabac, nous en dirons cependant un mot parce qu'il accompagne presque toujours le café, la bière et les liqueurs dont nous nous sommes entretenus dans ce chapitre.

Le tabac produit les plus mauvais effets sur la santé. On en prend l'habitude, on ne peut plus vivre sans lui, on est son esclave, et cependant le tabac contient un poison énergique : la nicotine. Tous les fumeurs se souviennent des conséquences fâcheuses de leur premier cigare.

La nicotine du tabac que l'on aspire avec la fumée se dissout dans la salive; beaucoup de fumeurs rejettent ce poison en crachant, mais ils se privent de la salive si utile à la digestion; ceux qui ne crachent point, s'empoisonnent.

On s'y habitue, dit-on; ce n'est pas tout à fait exact. La force d'élimination qui lutte journellement contre le poison venant à faiblir, la nicotine pénètre partout et atteint l'organe faible : estomac, cœur, cerveau, et bien souvent il est trop tard pour y remédier.

Celui qui fume continuellement ressemble à l'ivrogne qui boit toujours. L'un est avide de nicotine, l'autre d'alcool, deux poisons néfastes qui vont souvent ensemble.

Chaque fois que nous fumons une cigarette, nous absorbons une goutte de nicotine.

Combien faudra-t-il de gouttes pour remplir un verre? Combien faudra-t-il d'infractions aux règles d'hygiène pour amener une maladie?

CHAPITRE VI

Comment on doit manger le Pain.

Digestion du pain dans la bouche. — Diastase de la salive. — Le pain sec, le pain bouilli. — Digestion de la viande dans l'estomac. — Pepsine et peptone. — Digestion de la graisse et des légumes farineux dans l'intestin. — Bile et suc du pancréas. — Assimilation directe du miel. — Digestion du sucre, sa transformation remarquable dans l'intestin. — Aliments respiratoires. — Aliments plastiques. — Construction et entretien de la machine humaine. — Combustible pour la machine. — Chaleur, force, travail, vie, etc. — Erreur commise. — Expérience de Hirn. — Aliments qui doivent prédominer dans la nourriture de l'ouvrier. — Pourquoi les légumes verts ne sont pas nourrissants. — Leur utilité comme assaisonnement. — Les herbivores. — Comment la vache peut faire du lait avec de l'herbe. — Mangeons lentement. — Résultat imprévu d'une bonne mastication, les conseils d'un gourmet. — La durée du séjour des aliments dans l'estomac. — La soupe trop chaude.

Regardez une Anglaise prendre son thé. Sur son pain rassis, elle met un peu de beurre et un grain de sel; puis elle mange lentement un morceau de sa tartine, boit une gorgée de thé, et ainsi de suite jusqu'à la fin, sans jamais tremper son pain. Voilà une excellente manière de manger son pain que nous avons remarquée bien souvent en Suisse, à Cannes, à Nice et à Menton, où se trouvent tant d'Anglais.

Nous savons, en effet, que l'amidon qui forme la plus grande partie du pain est insoluble et qu'il doit devenir soluble pour être assimilé par les organes ; or, c'est dans la bouche que cette transformation doit se faire, c'est sous l'influence de la salive que l'amidon du pain se transforme en glucose ; mais il faut, pour que cette transformation se fasse complètement, que le pain soit bien mâché et bien salivé.

Le beurre que l'on y met en petite quantité, ainsi que le grain de sel, a son utilité : par leur arome et leur goût relevés, ils provoquent la sécrétion de la salive.

Mais le pain fortement trempé, surtout le pain bouilli, est avalé rapidement sans pouvoir se mêler suffisamment à la salive ; il traversera l'estomac qui n'a aucune action sur lui (sauf sur le gluten) et arrivera dans l'intestin où la digestion du pain s'opèrera difficilement.

C'est pour cette raison que les médecins disent que, de tous les aliments, le pain est celui qui doit être le plus mâché.

Mangeons donc notre pain légèrement trempé, ou, ce qui vaut mieux, mangeons-le à l'anglaise, il sera moins lourd à digérer, et il nourrira davantage.

C'est la diastase de la salive qui a la propriété de dissoudre l'amidon du pain et de le rendre assimilable. Tel est le premier liquide digestif; disons maintenant un mot des autres.

Dans l'estomac, on trouve la pepsine qui dissout ou digère les matières azotées, telles que la fibrine de la viande, l'albumine de l'œuf, la caséine du lait, le gluten du pain et l'albumine des légumes secs : pois, haricots, fèves, etc. Quelle que soit son origine, la matière azotée a exactement la même composition que la viande.

L'estomac, en se dilatant et en se contractant, brasse et pétrit la substance alimentaire pour la mélanger à la pepsine, qu'il secrète par toute sa paroi interne.

Les matières azotées ainsi dissoutes par la pepsine, forment ce qu'on appelle les peptones, mot nouveau dont il est beaucoup question à la quatrième page des journaux ; nous en reparlerons.

Après le pain, la viande ou les matières azotées, il nous reste à parler des légumes farineux, les seuls qui soient nourrissants, parce qu'ils contiennent, comme le pain, de la fécule analogue à l'amidon, et une quantité plus ou moins grande de matière azotée.

Nous savons comment se fait la digestion de cette dernière substance.

La fécule de ces aliments subit, sous l'influence de la diastase de la salive, un commencement de digestion ; mais c'est dans l'intestin, sous l'action du suc digestif du pancréas, que la fécule devient soluble et assimilable en se transformant en glucose. C'est également là que l'amidon du pain, qui n'a pas été complètement digéré dans la bouche, achève plus ou moins bien sa digestion. D'où l'on voit que la diastase et le suc pancréatique ont des propriétés analogues.

Graisse. — Parlons maintenant d'un aliment qui a bien sa valeur, de la graisse ; réfractaire à l'action dissolvante des sucs digestifs que nous connaissons, elle arrive intacte dans l'intestin, où elle trouve la bile sécrétée par le foie ; c'est après avoir été divisée à l'infini et émulsionnée par la bile, que la graisse est assimilée et déposée en nature dans les tissus du corps.

La crème du lait, qui n'est que du beurre émulsionné, et le beurre lui-même, sont les graisses qui se prêtent le mieux à cette opération.

Miel. — D'après M. Soubeiran[1] le miel est composé en presque totalité de glucose et de lévulose, et ressemble beaucoup à ce que les chimistes appellent du sucre de canne interverti.

Le miel, comme le jus de raisin, est directement assimilable. C'est donc une excellente nourriture, et le déjeuner suisse qui se compose de pain, de beurre, de miel et de lait constitue un excellent repas.

Cependant l'assimilation du miel a ses limites : on n'en peut manger beaucoup sans être incommodé. N'en est-il pas ainsi des meilleurs choses qui, prises en excès, deviennent nuisibles ?

1. Comptes rendus de l'Académie des sciences, t.XXVIII, p.774.

Rien de meilleur que le pain, rien de plus mauvais que son indigestion. On peut en mourir.

Le miel, pris en excès, n'est plus entièrement assimilé ; une partie passe dans l'intestin et produit, par son excitation, un effet laxatif. Quand le miel purge, c'est à la *faveur* d'une indigestion. Cet effet, d'ailleurs, disparaît rapidement avec l'usage.

Sucre. — Enfin, arrivons au sucre cristallisé, au sucre ordinaire, qui n'est pas directement assimilable. De tous les aliments, c'est celui qui se digère le dernier, le plus loin dans l'intestin (duodénum) ; c'est après avoir traversé sans altération sensible tous les oganes digestifs de la bouche, de l'estomac, du foie, du pancréas, que le sucre trouve un liquide digestif qui lui fait subir une transformation remarquable. Sous l'influence de ce liquide (ferment-inversif) le sucre cristallisé se décompose en deux parties égales, l'une de glucose, l'autre de lévulose, dont le mélange a beaucoup de rapport avec le miel. C'est le sucre interverti assimilable [1].

Ainsi nous pouvons dire, sans nous tromper beaucoup, que lorsque nous croquons du sucre

1. Le glucose et la lévulose ont la même composition chimique ; mais leurs propriétés physiques sont différentes ; ainsi, le premier dévie à droite la lumière polarisée, tandis que la seconde la dévie à gauche. Quant au sucre cristallisé, il dévie à droite cette même lumière ; mais lorsqu'il est décomposé en glucose et lévulose, la déviation se fait à gauche, de là son nom de sucre interverti donné par Biot.

nous digérons du miel. Cependant le sucre ne peut être pris qu'à doses modérées, et s'il ne peut être considéré comme un véritable aliment, c'est du moins un condiment parfait : par son goût agréable il excite la sécrétion des sucs digestifs et facilite la digestion, pouvu qu'on n'en mange pas trop.

Lait. — Nous n'avons, dans ce chapitre, qu'à nous entretenir de la digestion du lait ; déjà nous en avons parlé un peu, nous pouvons maintenant compléter. Et à ce propos nous avons répété une phrase que l'on dit fort souvent : Quand on boit du lait on digère du fromage.

Cette phrase ne s'applique qu'à la caséine qui forme seulement le tiers de la partie nutritive du lait. En effet, la caséine se trouve en dissolution dans le lait, se coagule et se transforme en fromage dans l'estomac, sous l'influence d'une espèce de présure (labferment), et ce fromage est ensuite digéré par la pepsine, comme toutes les matières azotées.

Mais il y a encore dans le lait les deux tiers de sa matière nutritive composée de beurre et de sucre de lait[1] : Or, ces substances sont aussi importantes que la caséine ; sans elles, le lait ne serait qu'une nourriture incomplète.

Nous savons comment le beurre est rendu

1. Nous avons vu (chapitre III) que le lait de vache contient approximativement 4 pour 100 de caséine, 4 pour 100 de beurre et 4 pour 100 de sucre.

assimilable par la bile du foie ; reste le sucre de
lait qui est directement assimilable ; les sucs
digestifs ne lui faisant subir aucune préparation.

Il n'y a, croyons-nous, que trois sortes d'aliments qui soient ainsi assimilés directement par
les organes, ce sont : le glucose, qui se trouve
à l'état naturel dans les fruits ; le miel, butiné
dans les fleurs par les abeilles, et le sucre de lait.
Ces trois substances ont d'ailleurs la plus
grande analogie.

Nous avons déjà énuméré bien des sucs digestifs de nature différente, mais il s'en trouve
encore d'autres qui sont sécrétés tout le long de
l'intestin et qui viennent en aide aux premiers
quand cela est nécessaire ; de sorte qu'il n'y a
guère de chance, pour un aliment quelconque,
d'échapper à la décomposition ; si l'un de ces
sucs n'en vient pas à bout, un autre le reprend
et lui fait son (affaire). Mais nous avons fait suffisamment comprendre la manière dont les
aliments sont digérés.

C'est à ce moment qu'ils forment un liquide
blanchâtre qu'on appelle chyle : ce produit défini-
tif de la digestion ne tardera pas à être assimilé
pour former le sang[1]. Ce dernier liquide, toujours
en circulation, transporte dans toutes les parties
du corps, non seulement la substance propre à

1. Le chyle, qui doit former le sang, est absorbé dans tout
le canal intestinal par les vaisseaux chylifères, et les matières
inutiles sont expulsées d'une manière ou d'une autre.

former la chair et les tissus du corps humain, mais il fournit encore le combustible destiné à brûler dans le corps pour y entretenir une chaleur constante de 37 degrés.

Comme la chair fait la chair, c'est la matière azotée de la viande, du pain, des œufs, du lait et des légumes qui fournit au sang la substance qui préside à la construction du corps humain ou à son entretien, et, pour cette raison, ces aliments son appelés aliments plastiques.

Nous savons que l'estomac digère ces aliments.

Quant aux autres aliments qui sont digérés par la bouche et les intestins, c'est-à-dire l'amidon, la fécule, le sucre et la graisse, on les appelle aliments de combustion, parce qu'ils sont fortement carburés, et qu'en se décomposant ils donnent du carbone destiné à brûler dans le corps[1].

Et c'est par une véritable combustion lente du carbone, qu'une chaleur constante de 37 degrés est entretenue dans toutes les parties du corps. L'acide carbonique produit par la combustion du carbone s'échappe par le nez, par la bouche

---

1. C'est Liebig qui le premier a partagé les aliments en aliments plastiques et aliments de combustion, suivant qu'ils servent à la formation des muscles ou à la production de la chaleur. Ces derniers reçoivent également le nom d'aliments respiratoires, parce qu'ils brûlent en grande partie dans les poumons, et que l'acide carbonique, produit de la combustion, est rejeté par le jeu de la respiration. (*Lettres sur la Chimie*, Liebig, Paris 1852). L'opinion de Liebig sur le rôle des aliments est généralement adoptée.

et par tous les pores de la peau, semblables à une multitude de cheminées infiniment petites.

On a l'habitude de mesurer la valeur nutritive des aliments par la quantité d'azote qu'ils contiennent, sans tenir compte de l'amidon, de la graisse ou du sucre. C'est là une grande erreur, car si les matières azotées sont nécessaires pour la construction de la machine humaine, il faut, pour la mettre en mouvement, des aliments de combustion qui produisent la chaleur, source de la force, du travail, de la vie.

Il est prouvé, par de nombreuses expériences, que l'ouvrier qui travaille beaucoup doit faire prédominer dans son alimentation ce qui est le plus vite et le plus facilement inflammable, c'est-à-dire le riz, le maïs, les pommes de terre, le pain, la graisse, et il y a longtemps que les classes ouvrières ont reconnu que la soupe au lard est une excellente nourriture pour un fort travail[1].

Mais comme les muscles s'usent, ainsi que l'outil qui travaille, ils ont besoin pour s'entretenir de matières azotées, et si l'ouvrier ne peut faire usage de la viande, il trouvera une substance analogue dans le lait, le fromage, les œufs et surtout dans les légumes secs : pois, haricots, etc.

1. D'après les expériences de Hirn (*Théorie mécanique de la chaleur*, 1864), un homme au repos produit 42 grammes d'acide carbonique, mais en travaillant il en produit bien davantage ; c'est ainsi que, pour un travail de 23,000 kilogrammètres à l'heure, l'homme exhale 165 grammes de ce gaz.

Les légumes verts, nous le savons déjà, n'ont
aucune valeur nutritive ; le sucre, la graisse et
la matière azotée y sont en quantité peu appréciable,
tandis qu'on y trouve une trame fibreuse composée
de cellulose que nous ne pouvons assimiler[1]. En un
mot, ces légumes passent à travers nos organes
digestifs sans y subir une grande altération. Ils
peuvent servir de moyens additionnels aux
viandes et aux bouillons, relevant le goût, stimulant l'appétit et variant l'alimentation ; c'est ainsi
qu'ils forment un excellent assaisonnement. Ils
sont encore utiles pour lester l'estomac des gros
mangeurs.

Les herbivores seuls peuvent se nourrir de la
cellulose des végétaux et utiliser les petites quantités de matières grasses et azotées qu'ils contiennent. La vache, qui est l'herbivore par excellence,
sait tirer parti de l'herbe qu'elle mange pour
toute nourriture ; mais elle est douée, avec ses
quatre estomacs, d'un organe digestif merveilleux. Il faut dire aussi que la seule occupation
de la vache, au milieu des prés, est de manger et
de digérer. Pendant la plus grande partie de la
journée, sa mâchoire remue continuellement en
tournant sur elle-même, elle broie, triture, mâche
et remâche la nourriture qu'elle a déjà avalée.
Tout cela est fait avec conscience, rien ne presse,
on dirait que le ruminant sait qu'il n'a pas autre

1. La cellulose n'est que de la fécule fortement agrégée.
(Chevreul.)

chose à faire sur la terre. Après un pareil travail, la cellulose, les matières grasses et azotées,
contenues en si petites quantités dans l'herbe,
pourront être assimilées jusqu'aux moindres parcelles ; il n'y a rien de perdu pour la production
du lait.

La cellulose, qui s'est changée en glucose, formera le suc de lait ; la graisse émulsionnée donnera la crème ; et la matière azotée formera la
caséine.

Si nous avons parlé de ces bons ruminants,
c'est pour les donner en exemple à ceux qui
mangent trop vite et qui avalent les morceaux
sans les mâcher convenablement.

Les aliments qui arrivent en gros morceaux
dans l'estomac, ne peuvent s'imprégner profondément de suc gastrique ; ils ne sont attaqués
qu'à la surface, et passent dans l'intestin encom-
brant inutilement l'organisme.

C'est ainsi qu'on peut manger beaucoup et
avoir toujours faim ; la nourriture passe sans
profit.

La mastication minutieuse a pour effet imprévu
qu'on se nourrit, que l'on se rassasie avec une
quantité d'aliments beaucoup moindre.

Celui qui mange comme il convient, cesse
d'être gros mangeur, et par suite grand buveur.
Celui-là conservera sa santé et restera alerte et
dispos après ses repas, au lieu d'être lourd et incapable d'un travail sérieux.

Un gros mangeur disait avec satisfaction :
« Moi, je ne travaille jamais entre les repas. »
Et la digestion, malheureux ! la comptes-tu pour
rien ?

Combien de maladies n'ont d'autres causes que
la trop grande quantité de nourriture avalée avec
précipitation.

Un célèbre gourmet, qui avait l'habitude de
manger très vite, se plaignait souvent de fortes
douleurs d'estomac. Sur la recommandation de
son médecin, il prit soin de mâcher ses morceaux
avec plus de précision, de les avaler avec prudence ; maintenant il remercie Dieu, dans la joie
de son cœur, de ce que cette précaution sanitaire
lui procure une prolongation de jouissance et
une parfaite santé.

Il est utile de connaître la durée du séjour des
aliments dans l'estomac. On la connaît par des
expériences faites sur des personnes possédant
des fistules, ou bien se prêtant complaisamment
aux sondages explorateurs.

Parmi les aliments qui séjournent le moins dans
l'estomac, une à deux heures, citons par ordre
de digestibilité : le lait qui a fait un seul bouillon,
les œufs frais du jour cuits à la coque, les pommes de terre cuites sous la cendre, le riz, le pain
blanc bien cuit.

Séjournant de deux à trois heures : les poissons
légers, merlans, turbots, les œufs mollets, le
blanc de poulet, les purées de pois, de haricots,

de pommes de terre, épinards, oseille, laitues cuites, chicorées.

Séjournant de trois à cinq heures et plus: mouton et bœuf rôti ou à l'étuvée, veau, porc, œufs durs, poissons graisseux, crustacés, carottes, choux, pâtés, boudins, etc.

Tout ce que la nature produit pour notre alimentation nous a été donné sous la meilleure forme, et celui qui prend soin de ne pas le transformer en retire aussi le plus grand avantage: c'est ainsi que l'œuf frais à la coque est meilleur que l'œuf au beurre noir, et la pomme de terre cuite sous la cendre préférable à celle qui, taillée en petits copeaux, est frite et racornie dans la graisse.

Habituons nos enfants à une nourriture douce, apprêtée simplement ; non seulement elle est meilleure pour la santé, mais encore elle permet d'apprécier la saveur naturelle des aliments et de reconnaître leur qualité. Si nous sommes obligés de faire un si grand abus d'assaisonnements, si nous trouvons généralement les aliments trop fades, c'est que notre palais est le plus souvent blasé par les boissons alcooliques, et plus encore tanné par la nicotine du tabac ; ou bien c'est que nous avons le palais naturellement peu sensible, comme d'autres ont l'oreille dure.

Je m'adresse maintenant à ceux qui ont l'estomac délicat :

Ne mangez jamais vos aliments trop chauds ; les sucs digestifs, tels que la diastase de la salive

6

et la pepsine de l'estomac, perdent une partie de
leur valeur à une température peu élevée ; par
conséquent, la soupe trop chaude prise avant le
repas est nuisible.

Une mauvaise habitude aussi, pour ces personnes, c'est de prendre, aussitôt après la soupe,
un verre de vin, et quelquefois du vin très fort ;
le vin pris ainsi au commencement du repas porte
souvent le sang trop vivement à la tête. Com-
mencez donc par de l'eau pure ou rougie, pour
finir par du vin pur, si cela est bien nécessaire.

Enfin, buvez peu pendant les repas, pour ne
pas diminuer la force des sucs digestifs, en les
étendant outre mesure, et suivez avec plus d'attention encore toutes les recommandations que
nous avons déjà faites.

CHAPITRE VII

Les Falsifications.

Il n'est aucune substance alimentaire qu'on ne
puisse falsifier ; seuls les œufs ont échappé à la
falsification, et encore songe-t-on à les imiter.
Déjà on est arrivé à une grande perfection ; mais
ici la vérification sera toujours possible. On aura
beau faire couver ces œufs, si perfectionnés qu'ils
soient, jamais il n'en sortira un poussin. Si personne ne songe à imiter le germe contenu dans
l'œuf ou à déchiffrer le mystère de la vie, il y a
cependant des chimistes qui cherchent à créer de
la substance alimentaire, telle que l'albumine de

l'œuf. Nous dirons pourquoi, à notre avis, ils font fausse route. (Voir l'appendice E.)

Mais si le chimiste ne peut, par ses combinaisons, obtenir aucun aliment véritable, il prend bien sa revanche en mêlant, brouillant et empoisonnant toutes les substances alimentaires; nous en donnerons quelques exemples pour montrer jusqu'où peut aller la science du mal.

Vin. — Le vrai vin se fait avec du jus de raisin, on n'y ajoute rien, la fermentation du sucre de raisin qui donne l'alcool et développe le bouquet, se fait naturellement; il suffit de surveiller la fermentation et de donner les soins nécessaires pour obtenir le vin.

Eh bien! on est parvenu à fabriquer des vins de toutes pièces avec de l'alcool de betterave, de l'acide tartrique, du tanin et d'autres ingrédients. Quant au raisin, on n'en trouverait pas un grain à moins qu'il n'y soit tombé par mégarde, car il n'est nullement nécessaire, il serait même nuisible en cette circonstance.

C'est ainsi que l'on obtient des vins auxquels manque encore le bouquet des grands crus, mais au moyen de quelques gouttes de différentes essences, on les baptisera du nom de Romanée, de Clos-Vougeot ou de Chambertin.

Ces vins se fabriquent surtout à Paris; on évite ainsi le port et les frais d'octroi qui sont considérables. On en fait une grande consommation dans les gargottes et sur les comptoirs des marchands

de vin où la clientèle est peu difficile ; ceux qui
sont fabriqués avec plus de soins trouvent leur
débit dans beaucoup de restaurants.

Ajoutons que celui qui fabrique le vin est aussi
bon chimiste que celui qui l'analyse ; comme lui,
il se tient au courant des progrès de la science
pour perfectionner sa fabrication. Ainsi, il y a
peu d'années, Pasteur découvrit que le vin naturel
contenait quelques millièmes de glycérine, aussitôt le vin falsifié avec soin contenait la même
dose de glycérine.

Mais en supposant même que ces deux vins
soient composés des mêmes éléments, ils n'en
agissent pas moins d'une façon différente sur
l'organisme.

Dans le vin naturel, une force vitale, la fermentation, a groupé les éléments en des combinaisons particulières, qu'aucune force chimique ne
peut provoquer ; ce vin agira lentement sur l'organisme, et d'une façon tempérée, parce que
l'alcool qu'il contient se trouve combiné à tous
les éléments.

Dans le vin falsifié, au contraire, l'alcool qui
n'est qu'à l'état de mélange, agira subitement
et brutalement.

Si l'un peut être bon pour la santé, l'autre sera
toujours mauvais ; et nous ne parlons pas de tous
les autres ingrédients que l'on rencontre dans la
plupart des vins falsifiés, tels que le bois de cam-
pêche, les baies de sureau, la myrtille, la coche-

nille, l'indigo, la fuschine arséniquée, l'acide
borique, les bouquets artificiels, etc., etc., qui
servent à conserver les vins, tout en leur donnant
du goût et de la couleur.

Le chimiste est certainement à même de constater une grande partie de ces substances dont la
plupart sont des poisons ; mais quel est celui qui
donne son vin à analyser?... On le trouve d'un
goût agréable, et cela suffit.

Le goût du consommateur est d'ailleurs per-
verti ; il n'aime plus que des mélanges frelatés
où s'est exercée l'industrie des falsificateurs, à tel
point que les vins naturels ne sont plus appréciés.
Les propriétaires mêmes de vignobles sont obligés
de composer, de maquiller leurs vins pour les
mettre au goût du jour.

Il leur faudrait pourtant s'arrêter dans cette
belle voie. Nous connaissons tous, par un procès
devenu célèbre, ce propriétaire du département
du Var qui, par son nom et sa position, inspirait
la plus grande confiance : tous les habitants du
pays qui s'adressèrent à lui pour avoir des vins
naturels furent empoisonnés. Pour donner à son
vin une belle couleur rouge, ce riche propriétaire
employait de la fuschine arséniquée.

Généralement, les propriétaires de vignobles
travaillent leurs vins avec des substances qui sont
beaucoup moins dangereuses ; mais qui ne sont
pas sans inconvénients. Ainsi le plâtrage des vins
est exercé dans le Midi sur une très grande

échelle, dans le but de forcer la couleur du vin et de lui donner de la tenue, et on laisse faire ! Cependant, pour les hôpitaux civils et militaires, l'administration refuse les vins qui contiennent plus de deux grammes de plâtre par litre, quantité déjà énorme.

Nous savons que le plâtre, ou sulfate de chaux, se transforme dans le vin en sulfate de potasse ; or l'eau qui contiendrait deux grammes par litre de ce sel serait tout à fait impropre à l'alimentation.

Ajoutons que la dégustation ne permet pas de distinguer les vins plâtrés des vins naturels.

Enfin, voici une substance encore plus mauvaise que l'on tolère également : l'acide borique. Presque tous les vins d'Algérie contiennent de l'acide borique nécessaire à leur conservation. A doses même minimes mais répétées, cet acide est un véritable poison. C'est M. Girard, directeur du Laboratoire municipal, qui a révélé ce fait que les vins d'Algérie contenaient souvent des quantités considérables d'acide borique. Les propriétaires des vignobles de ce pays lui intentent un procès en lui réclamant une forte indemnité, sous prétexte qu'il nuit à leur commerce : voilà un procès qui sera intéressant.

Quant aux bouquets si fréquemment employés pour les vins, les eaux-de-vie et les liqueurs, ils sont généralement dangereux.

De tous ces bouquets, le plus employé est celui

qu'on appelle huile allemande. Cette huile volatile est remarquablement toxique ; on la recherche parce qu'il en faut une quantité moindre dans la fabrication du vin. Quelques grammes tuent un chien en provoquant des accidents d'asphyxie[1].

Eh bien! on fabrique avec cette huile allemande beaucoup de vins blancs de consommation parisienne.

Pour les bouquets naturels des vins, la falsification du cognac et des liqueurs, et enfin pour la question toute nouvelle des alcools artificiels obtenus au moyen de l'électricité et d'un gaz d'éclairage, nous renvoyons le lecteur aux appendices B et C.

Bière. — La véritable bière est composée de deux substances : orge germée, appelée malt, et houblon.

Pendant la germination de l'orge et de toutes les céréales, il se forme à la racine du germe une substance, la diastase, qui a la propriété de transformer l'amidon du grain en glucose soluble. Le glucose ainsi obtenu naturellement par la germination servira à la fabrication de la véritable bière. Par la fermentation, il produira l'alcool de la bière, de même que l'alcool du vin est produit par la fermentation du glucose du raisin.

Le houblon est utile pour conserver la bière ; il fournit une huile essentielle, la lupuline, qui

---

1. Sur 100 échantillons de vins analysés par le Laboratoire municipal, 50 seulement sont reconnus bons.

lui communique son amertume et retarde la fermentation acide.

Pour la bière falsifiée, on ne se sert pas de glucose de malt ; on trouve plus commode et plus économique de fabriquer du glucose en faisant agir de l'acide sulfurique sur de la fécule de pomme de terre. L'emploi de ce glucose a l'inconvénient d'introduire dans la bière des composés calcaires, et parfois un excès d'acide sulfurique qui altèrent la saveur et la salubrité de cette boisson.

Quant au houblon, substance coûteuse, il est presque toujours remplacé par le buis, la strichnine, la gentiane, la jusquiame et autres poisons. La réglisse sert à donner de la couleur et à transformer la bière blonde en bière brune. C'est ainsi que l'on obtient ces bières allemandes si en vogue aujourd'hui ; et comme on ne veut plus consommer que de la bière mousseuse, le brasseur la livre en pleine fermentation avec un excès de glucose : l'acide carbonique qui se dégage de la fermentation fait mousser la matière visqueuse.

Ajoutons que ces bières sirupeuses ne peuvent se conserver sans un antiseptique puissant, qui est presque toujours de l'acide salicylique. Nous n'avons pas besoin de dire qu'une boisson ainsi fabriquée est indigeste et malsaine.

Malheureusement, on rencontre partout la bière allemande ou son imitation qui ne vaut guère mieux. Elle envahit tous les pays, même ceux qui ont la réputation de produire d'excellentes bières, comme le Nord de la France et la Belgique. Là, les brasseurs d'autrefois attendaient que la bière fût faite et reposée avant de la livrer à la consommation ; elle ne moussait pas, il est vrai, puisque la fermentation était terminée ; mais par cela même, cette bière était saine et digestive.

Nous n'ignorons pas que l'on fait parfaitement bien la bière mousseuse en Allemagne, d'après les procédés les plus scientifiques ; ce que nous disons seulement, c'est que cette bière, sans doute plus agréable au goût, n'est pas aussi saine que la bonne bière du Nord de la France et de la Belgique.

Toute boisson en pleine fermentation recèle un principe vital des plus malsains, et seul un estomac allemand habitué à la choucroûte peut faire usage de cette bière sans grand dommage pour lui.

Vin de Champagne. — On pourrait supposer que ce que nous avons dit de la bière mousseuse s'applique au vin de Champagne ; il n'en est rien. Ici, on attend que la fermentation soit complètement terminée, et, par un procédé fort ingénieux, on chasse de la bouteille les milliards de microbes de la fermentation. Pour la bière mousseuse, au contraire, on n'attend pas, le consommateur avale tout.

Disons un mot de la fabrication curieuse de ce vin, nous parlerons ensuite de sa falsification.

Comme pour tous les autres vins, on laisse d'abord fermenter le jus de raisin dans des tonneaux ; puis, avant que la fermentation soit terminée, on le met dans des bouteilles que l'on bouche solidement.

Là, la fermentation se continue, c'est-à-dire que la production de l'alcool et de l'acide carbonique va en augmentant ; il est donc nécessaire d'employer des bouteilles solides qui n'éclatent pas sous la pression du gaz.

La fermentation étant terminée, les microbes qui l'ont produite, meurent, tombent au fond et le vin devient limpide. Dès lors, l'on renverse les bouteilles peu à peu pour déplacer le dépôt qui se réunit sur le bouchon ; puis des ouvriers habiles débouchent et rebouchent rapidement les bouteilles ; c'est pendant cette opération que le dépôt est expulsé par la pression du gaz. On redresse alors les bouteilles et l'on introduit dans chacune d'elles une liqueur sucrée qui varie suivant le goût des consommateurs, et l'on bouche mécaniquement.

Dans ces manipulations, on perd peu de gaz ; car le vin de champagne, surtout celui des bons crus, retient son gaz avec une certaine énergie. La liqueur sucrée que l'on ajoute à la fin, ne peut fermenter ; car le vin est complètement dépouillé de ses microbes. Il se conservera donc indéfiniment, restant clair et limpide.

Dans la fabrication du vin de champagne arti-

ficiel, on emploie des vins blancs de toute provenance, voire même du cidre et du poiré que l'on
fait mousser par des procédés analogues à ceux
que l'on emploie pour les limonades gazeuses ;
souvent même on se contente de mettre dans
chaque bouteille une dose de bicarbonate de soude
additionnée d'acide tartrique : c'est le vin de
champagne minéral ; beaucoup de personnes le
préfèrent, parce qu'il mousse davantage et que le
bouchon en sautant fait plus de bruit.

Ces vins, ou plutôt ces limonades gazeuses,
peuvent être agréables, mais nous n'avons pas
besoin de dire qu'elles sont malsaines.

Le vin de champagne, même naturel, est d'ailleurs une boisson dont il ne faut pas abuser,
parce que le vin blanc est excitant et qu'ici l'action excitante est notablement augmentée par
l'acide carbonique. Ce vin ne convient donc ni
aux enfants ni aux personnes nerveuses. C'est
un vin qu'il faut conserver pour les grandes
circonstances, les jours de fêtes ; c'est, suivant le mot de Th. Gautier : « de la gaîté en
bouteille ».

*La fermentation dans une bouteille de vin de
champagne.* — A propos du vin de champagne,
nous ne pouvons résister au désir d'expliquer
comment, par la fermentation, le sucre se transforme en alcool et en acide carbonique. C'est là
un des phénomènes les plus curieux à étudier.
Ne pouvant traiter ici cette question entièrement,

nous n'en dirons que quelques mots pour en donner une idée, d'après la théorie de Pasteur.

Ce sont des microbes qui produisent la fermentation du sucre ou du glucose; ces microbes, comme tous les êtres vivants, respirent, mangent et digèrent.

Quand nous respirons, l'oxygène de l'air se combine dans nos poumons au carbone du sang, et nous rejetons de l'acide carbonique; les microbes font de même; seulement ce n'est pas dans l'air qu'ils prennent leur oxygène, c'est dans le sucre en dissolution; de plus, l'acide carbonique de leur respiration est pur[1].

Cependant les microbes de la fermentation ne peuvent absorber l'oxygène du sucre qu'après l'avoir décomposé; le produit de cette décomposition donne de l'alcool.

Comment la décomposition du sucre produit-elle de l'alcool? Nul ne le sait, de même qu'on ignore comment le sucre que nous mangeons peut se transformer en graisse dans notre corps. Ajoutons que ces microbes consomment fort peu de sucre pour leur nourriture, presque tout est décomposé pour leur respiration, et la quantité d'acide carbonique dégagée est si abondante, pen-

---

1. Ces microbes sont appelés anaérobies parce qu'ils peuvent vivre sans air dans une dissolution de sucre qu'ils décomposent pour en retirer l'oxygène nécessaire à leur respiration. Aucun chimiste, avec tous ses réactifs, ne pourrait transformer un morceau de sucre en alcool et acide carbonique.

dant la pleine fermentation, que tout le liquide
semble en ébullition.

Mais le nombre des microbes va en diminuant
avec la quantité de sucre qui les fait vivre, et tous
disparaissent avec les dernières traces de sucre.

En d'autres termes, la fermentation s'arrête
quand tout le sucre est transformé en alcool et
acide carbonique[1].

Voilà pourquoi le vin de champagne naturel
n'est pas sucré, il est *sec*, comme on dit. Nous
savons que, pour les amateurs de vin sucré, on
ajoute du sucre dans la bouteille avant de la bou-
cher définitivement. Nous savons aussi comment
on a expulsé de la bouteille tous les microbes
morts en y retenant leur dernier souffle d'acide
carbonique.

Et ce sont les derniers soupirs comprimés de
ces pauvres microbes qui font sauter le bouchon,
pétiller le vin, et qui nous rendent si gais, si spirituels !

Maintenant, voici une question que vous nous
ferez certainement. Les microbes, pour vivre, ont
besoin de manger et de respirer ; mais cela ne
suffit pas, il faut encore digérer. Que faites-vous
des produits de la digestion ?

C'est juste. Eh bien, ces produits constituent

---

1. Un kilog. 700 gr. de sucre produit par la fermentation un
litre d'alcool pur ; donc, si pendant la fermentation du moût de
raisin ou de pomme, on ajoute 1 kilog. 700 de sucre par hectol·
de moût, on obtiendra du vin ou du cidre dont la richesse en
alcool sera augmentée d'un degré.

probablement le fin bouquet du vin, rien ne se
perd ; mais n'anticipons pas, nous reviendrons sur
ce point intéressant. Ce vin de champagne nous a
un peu égaré de notre chemin, revenons à notre
sujet.

Sirop. Liqueurs. Gâteaux. — Nous avons vu
comment on falsifie la bière au moyen du glucose ;
cette même substance sert de plus à la confection
des liqueurs, des sirops auxquels on donne le
goût de framboise, de groseille, d'ananas, etc.,
par quelques gouttes d'essence. Et, chose éton-
nante, c'est avec le goudron qu'on fabrique le
parfum exquis des fruits les plus variés. C'est
ainsi qu'on transforme la gelée de glucose en
gelée de groseille, par exemple, et toutes ces
gelées sont aussi appétissantes que si elles avaient
été faites avec des fruits ; mais pour l'estomac, ce
n'est pas la même chose.

Il ne suffit pas de donner du goût ou du parfum
à ces excellents produits, il faut encore leur
donner la couleur voulue, et le même chimiste
vous livrera carmin, indigo, jaune de chrome,
vermillon, gomme-gutte, vert de scheele, fuschine et autres poisons. J'en passe et des meilleurs ! On s'en servira pour faire des glaces bico-
lores et des gâteaux ornés de dessins polychromes
d'un goût parfait.

Un jour, j'avais commandé une glace moitié
groseille, moitié ananas. On sait que les pâtissiers représentent toujours la groseille par la cou-

leur rouge et l'ananas par la couleur jaune ; or,
la partie rouge, à ma grande surprise, possédait
le goût excellent d'ananas, et la partie jaune celui
de groseille. Le pâtissier, dans un moment de distraction, avait inverti l'ordre des parfums.

Quant aux boîtes de bonbons que l'on offre aux
grands jours de l'an, ou de baptêmes, ce sont de
véritables boîtes de couleurs, un assortiment de
poisons irréprochables. Les enfants, petits et
grands, ne peuvent s'en tirer qu'avec quelques
coliques, et quelquefois même c'est beaucoup
plus grave.

Miel. — La falsification poussée jusqu'à un
certain point devient un art ; ainsi on pourrait
croire qu'en achetant le miel en rayons, on est
certain de l'avoir complètement pur, c'est une
erreur.

On fait des rayons moulés à la machine avec
de la cire falsifiée, bien entendu ; le moulage fait,
on remplit les alvéoles d'un sirop de glucose par-
fumé de quelques gouttes d'essence de thym et
de serpolet, puis on passe délicatement un fer
chaud sur la partie supérieure des alvéoles pour
les fermer, et on n'a plus qu'à les livrer avec
confiance à l'épicier.

Du reste il arrive au miel, même naturel, d'être
malsain : il suffit pour cela que les abeilles soient
à proximité de plantes vénéneuses, telles que la
jusquiame et l'aconit. (Ph. Doré. *Leçons de Chimie.*) Ce qui prouve une fois de plus que telle

substance qui sert de nourriture à un animal, peut être un poison pour d'autres ; ainsi les chèvres mangent inpunément le tabac, les grives la ciguë, les rongeurs la belladone.

Le miel naturel contient de l'acide formique qui constitue le venin de l'abeille. On le retrouve avec une odeur très forte chez la fourmi ainsi que dans les orties ; cet acide a la propriété de conserver le miel. Il lui donne également ce goût musqué, qui n'est pas désagréable quand il n'est pas en trop grande quantité.

Jusqu'à présent, les miels falsifiés ne contiennent pas d'acide formique, mais on saura l'y mettre quand ce sera nécessaire. Eh bien ! de bonne foi, je crois qu'il est préférable de laisser faire le miel aux abeilles, d'après leur ancienne méthode, qu'elles n'ont jamais changée, et qui est encore la meilleure.

Beurre. — Le beurre est falsifié avec de la margarine extraite des mauvaises graisses que les cuisinières recueillent avec soin ; les bonnes graisses qu'elle enlèvent au-dessus des sauces sont réservées pour la confection des bougies.

Le temps est proche où, sous le nom de beurre, on vendra de la margarine pure que l'on parfumera d'essence de noisette pour lui donner le goût de fin beurre d'Isigny, et déjà on y arrive ; aussi les fabriques de margarine ont-elles pris un grand développement dans tous les pays.

7

Ajoutons que le beurre est de toutes les graisses celle qui se digère le mieux ; la margarine, au contraire, est une graisse indigeste.

Le malheur est que l'on s'habitue à toutes ces choses falsifiées, et qu'on n'en veut plus d'autres. Ainsi un Parisien en villégiature, dans un pays où l'on fait encore du vrai beurre, lui trouvera, bien certainement, un goût qui n'est pas naturel, et il réclamera sa margarine de Paris... Il y est fait ! Il est d'ailleurs bien difficile de reconnaître au goût la falsification du beurre, les animaux seuls y parviennent, et il faut encore ici reconnaître leur supériorité.

Placez dans en endroit fréquenté par les souris deux mottes de beurre, l'une parfaitement pure et l'autre un peu margarinée, et observez : les souris, au sortir de leurs trous, après avoir flairé de côté et d'autre, courront sus à la motte de bon beurre sans jamais se tromper, et c'est seulement après avoir mangé celle-ci qu'elles se dirigeront vers l'autre.

Qu'en pensent messieurs les chimistes, qui en sont encore à chercher le moyen pratique de discerner le bon beurre du faux.

Parlons maintenant du beurre inaltérable : vous connaissez l'huile de pétrole qui sert à l'éclairage et qui se distingue par sa mauvaise odeur ; on en extrait une graisse que l'on appelle vaseline. Après lui avoir enlevé sa mauvaise odeur de pétrole, on peut parfumer ce nouveau produit de mille façons et en faire d'excellentes pommades à la rose ou à la violette.

On ne pouvait rester en si beau chemin, et on comprit bien vite qu'on avait là sous la main une substance propre à falsifier le beurre et même à le remplacer avec avantage.

La vaseline est, en effet, une graisse minérale, qui ne s'altère jamais, tandis que le beurre rancit en quelques jours ; mais la plus grande qualité de la vaseline pour le falsificateur est qu'elle reste tout à fait inassimilable. Elle traverse tous les organes digestifs sans être décomposée, sans être absorbée ; elle est donc rejetée intégralement sans aucune altération. On saura la retrouver, lui rendre son apparence primitive, puis elle reprendra la route sinueuse de nos intestins.

Déjà certains pâtissiers se servent de la vaseline pour préparer leur pâte ; au moyen de cette graisse inaltérable, leurs gâteaux restent toujours frais, conservant une belle apparence.

Ces mêmes pâtissiers font également grand usage de savon ; c'est à l'aide de cet objet de toilette qu'ils font mousser la pâte pour confectionner des gâteaux mousselines, des brioches spongieuses....

Nous terminerons ce chapitre en disant un mot d'une invention récente faite par un Américain : grâce à cette invention nous serons sans doute délivrés de cette sale pratique du (tout à l'égout) que certains ingénieurs s'obstinent à vouloir appliquer à Paris, en se servant d'un système d'égouts qui n'a pas été destiné à cet usage, et cela, malgré l'avis de Pasteur.

Au moyen de cette invention, la matière dont le nom a été rendu historique par le général Cambronne, autrement dit la gadoue, va nous fournir les produits les plus divers, de la graisse destinée à tous les usages, des odeurs les plus odoriférantes.

Déjà, dans des usines installées d'après les procédés les plus perfectionnés, dans des usines où l'ordre et la propreté règnent partout, on retire de la matière en question des quantités considérables de graisse qui sert à lubréfier les machines, à fabriquer des pommades, des savons et autres articles de toilette. Quant aux résidus solides, ils sont pulvérisés, mis en sac et forment un engrais fort apprécié[1].

Cette nouvelle industrie prend une extension remarquable, et la masse de gadoue traitée dans les usines est si importante, que les Américains craignent d'en manquer, ils ont déjà peur qu'on n'en produise plus assez ! Que ne viennent-ils à Paris, où la matière première est si encombrante ?

Mais ce n'est pas tout : nous savons que les Américains nous réservent toujours quelques surprises ; je ne serais donc pas étonné de voir sortir de cette invention *le véritable beurre fin de siècle!*

1. Voir les *Annales du Génie civil.*

CHAPITRE VIII

Comment un Aliment peut devenir
nuisible.

Les animaux surmenés. — Les viandes travaillées. — L'art
d'accommoder les restes — Les poissons et les crustacés
avancés. — Le homard qui remue. — Le truc. — Les flèches
empoisonnées. — Les ustensiles en cuivre. — La terreur du
cuivre. — C'est à l'étamage qu'il faut attribuer les fréquents
empoisonnements. — Une pile électrique dans une casserole. — Les poteries recouvertes de vernis à base de
plomb. — Les meilleures casseroles : fer, fonte, porcelaine.
— Email sans danger, moyen pratique de le reconnaître. —
Conduites et réservoirs en plomb. — Encore une erreur. —
Un empoisonnement qui fit du bruit. — Les cartes de
visite.

Un aliment quelconque peut devenir dangereux, soit par son altération spontanée, soit par
des éléments étrangers fournis par les ustensiles
de cuisine.

Rappelons d'abord un fait bien connu des chasseurs; lorsqu'un animal est tué après une longue
course, sa chair s'altère rapidement, prend un
mauvais goût et devient tout à fait malsaine.

C'est pour cette raison que, dans les abattoirs,
les animaux ne doivent jamais être tués qu'après

un repos d'un ou plusieurs jours, suivant leur fatigue.

Voilà ce qui explique pourquoi, dans une même région, on trouve des lièvres et des chevreuils excellents et d'autres qui ne valent rien : les premiers ont été tués aussitôt levés, et les autres après un long surmenage.

Les animaux surmenés prennent souvent un goût qui rappelle l'odeur d'urine : c'est que, par un excès de fatigue, la chair et les muscles se décomposent rapidement, ne peuvent éliminer complètement l'urée qui est le produit de cette décomposition.

On nous servit un jour du sanglier qui avait été abattu après une course folle. Son goût de surmenage, fort heureusement, n'avait pas été masqué par une sauce poivrade, et nous pûmes nous arrêter à temps, sans cela, le moindre inconvénient eût été une forte colique avec toutes ses conséquences.

La chair des animaux tués dans de bonnes conditions doit attendre un ou plusieurs jours, suivant la saison, avant d'être consommée ; elle s'attendrit, prend un meilleur goût et devient plus digestible ; mais passé une certaine limite, elle devient de plus en plus malsaine et dangereuse.

Ce qu'il faut surtout éviter, ce sont les viandes travaillées, manipulées et livrées sous forme de hachis, de pâtés, de saucisses.

Lorsque les restes de viandes ne sont plus présentables, on les fait entrer dans la composition des pâtés avec tous les débris de viandes altérées qui ont traîné sur les tables des restaurants! Rien ne se perd. Les charcutiers et les restaurateurs savent accommoder ces restes et les rendre appétissants en les entourant d'une belle gelée transparente. Mais la gélatine, loin de conserver la substance alimentaire, ne fait qu'accélérer sa décomposition.

Combien d'empoisonnements à enregistrer chaque année, occasionnés par les saucisses, les hachis, les pâtés des charcutiers ou des restaurants à bas prix!

Les pâtés que l'on fait avec le plus grand soin, les bons pâtés de foies gras, par exemple, s'altèrent d'ailleurs rapidement. En peu de temps, ils deviennent mous et humides, ils perdent leur éclat et prennent un goût acide. Ce n'est plus alors qu'une nourriture malfaisante.

Poissons. Crustacés. — Le poisson, qui est un excellent aliment, se putréfie rapidement à cause de sa composition aqueuse : il doit, plus encore que la viande, être consommé frais et bien cuit. Lorsqu'il n'est pas frais, il peut provoquer sur la surface du corps une éruption de boutons appelée urticaire.

Ce que nous disons des poissons s'applique surtout aux crustacés ; ils donnent lieu à de nombreux accidents, presque toujours produits par la putréfaction dont le mauvais goût est dissimulé au moyen de sauces épicées.

Les homards et autres crustacés doivent être cuits vivants et mangés le plus tôt possible ; on ne doit donc acheter que des crustacés bien vivants, non pas ceux dont les marchands feront agiter les pattes et la queue à l'aide d'un truc bien connu ; mais ces bons homards qu'on aura la précaution de faire marcher soi-même, au risque de se faire pincer les doigts.

C'est au moyen de la glace que les marchands conservent leurs homards cuits. Cette glace, presque toujours malpropre, contient un nombre incommensurable de microbes, qui sont enchantés de trouver dans le corps du crustacé un admirable terrain de culture où ils se développent avec une rapidité sans égale. Si bien que, lorsque le consommateur s'attable devant une appétissante langouste, dont le beau coloris lui aura agréablement tiré l'œil chez la marchande, il ingurgite les microbes du typhus, de la fièvre typhoïde, du choléra, etc.

Mais n'y eût-il que les microbes de la putréfaction[1], qu'ils seraient encore dangereux ; en effet, ces microbes secrètent une quantité consi-

---

1. Livingston, le grand explorateur de l'Afrique, dit que les sauvages connaissent très bien les propriétés de ce poison. C'est ainsi qu'ils piquent leurs flèches dans des cadavres en décomposition, lorsqu'ils veulent faire des blessures mortelles ; cependant ils connaissent bien d'autres poisons pour empoisonner leurs flèches.

dérable de poisons appelés toxines, qui peuvent donner la mort à ceux qui les absorbent.

C'est surtout en voyage que nous devons éviter avec soin tous ces mets entourés de gelées ou de sauces épicées. Elles ne recouvrent le plus souvent que des aliments altérés et indigestes qui pourraient nous retenir trop souvent en certains endroits.

Ustensiles de cuisines. — Les aliments ne deviennent pas seulement nuisibles par leur auto-infection, ils deviennent également dangereux par les vases qui servent à leur préparation. Ces vases ou casseroles sont souvent en cuivre pur ou en cuivre étamé.

De tout temps, on a cru à l'extrême danger du cuivre ; les médecins et chimistes qui se sont occupés sérieusement de cette question, ont combattu cette vieille croyance par des expériences prolongées et répétées[1].

En réalité, il est bon de n'avoir plus comme autrefois la terreur du cuivre. Il est établi aujourd'hui qu'à faibles doses, les sels de cuivre peuvent être absorbés d'une manière continue, sans notables inconvénients.

Il est vrai que les aliments préparés dans le cuivre dissolvent ce métal par le sel, les acides, la graisse qu'ils contiennent, mais la quantité en est minime.

1. Burq, Piétra-Santa, Galippe, Bouchardat, Charcot. Voir *Le Cuivre*, par Gautier.

Cependant, les aliments qu'on laisse refroidir dans le cuivre peuvent devenir dangereux, parce que ce métal s'y dissout en plus grande quantité.

Les gelées de fruits acides, comme les groseilles, confectionnées, mais non refroidies, dans des vases en cuivre bien propres, n'en retiennent pas une quantité considérable et sont incapables d'occasionner le moindre accident.

Mais les casseroles mal tenues se couvrent promptement d'oxyde de cuivre ou de vert-de-gris qui se dissout en forte proportion dans les aliments ; il leur communique alors une couleur verdâtre et un goût métallique si répugnant qu'on est amené à les repousser d'instinct.

Il est vrai, qu'on peut, par mégarde, absorber du cuivre à fortes doses lorsque le goût et la couleur de ces aliments sont masqués par les sauces ; ce métal agit alors le plus souvent par son action émétique et ne cause presque jamais d'accidents graves.

En résumé, les casseroles en cuivre ne sont nullement dangereuses lorsqu'elles sont propres et que les aliments ne s'y refroidissent pas. Malheureusement les cuisinières ont souvent des distractions, et, pour cette raison, il serait plus prudent de ne pas se servir de casseroles en cuivre.

Si dans quelques circonstances le cuivre est dangereux, l'étamage dont on le recouvre augmente considérablement les cas d'empoisonnements. En effet, l'étamage est un alliage d'étain et de plomb ; or, ce dernier métal est un poison plus dangereux que le cuivre.

On trouve dans l'étamage le plus fin 5 pour 100 de plomb au minimum ; mais cette quantité peut s'élever jusqu'à 10 pour 100, sans que l'étameur soit poursuivi.

Malheureusement, cette quantité déjà énorme est presque toujours dépassée, et il n'est pas rare de voir des étamages contenant de 30 à 50 pour 100 de plomb.

Enfin, cette industrie est souvent exercée par de simples ouvriers errants, qui, pour leur étamage, n'emploient que du plomb pur.

Il en résulte que les aliments préparés dans les casseroles étamées contiennent en dissolution des quantités plus ou moins grandes de plomb.

A petites doses répétées, l'empoisonnement par le plomb se fait d'une façon lente, progressive, et amène une anémie profonde. A fortes doses, l'empoisonnement est rapide.

Il y a peu d'années, des indispositions graves éclatèrent dans un collège, et l'on reconnut qu'elles étaient causées par des aliments préparés dans des casseroles étamées contenant *35 pour 100 de plomb*[1].

Cependant, l'étamage s'use rapidement et bientôt une partie du cuivre est mise à découvert ; c'est alors que le danger est le plus grand. En

1. *Annales d'hygiène et de médecine légale.*

effet, le cuivre constitue, avec le plomb et l'étain, une véritable pile électrique qui active la dissolution des trois métaux.

Enfin, c'est lorsque le cuivre est complètement mis à nu, et le danger moins grand, que la cuisinière va, en toute hâte, faire rétamer sa casserole, et l'empoisonnement recommence.

Nous avons déjà dit que les sels de cuivre, à des doses dangereuses, donnent aux aliments un goût et une couleur qui indiquent leur présence; il n'en est pas de même des sels de plomb, qui n'ont aucune saveur: ils n'en sont que plus dangereux.

L'on peut dire aujourd'hui avec certitude que c'est aux casseroles étamées qu'il faut attribuer les accidents fréquents que l'on mettait autrefois sur le compte du cuivre.

La pratique de l'étamage est donc dangereuse.

Disons un mot de ces poteries communes qui servent souvent à la préparation des aliments. On les fabrique en France, dans une foule de régions.

Les empoisonnements occasionnés par l'usage de ces poteries sont fréquemment signalés; en effet, l'émail à base de plomb qui les recouvre est toujours imparfaitement vitrifié, il se dissout facilement dans les aliments et même dans l'eau pure. On ferait bien d'en éviter l'usage.

Parlons maintenant des ustensiles de cuisine qui ne présentent aucun danger. Les casseroles en fonte sont de ce nombre. C'est là qu'on peut faire mijoter pendant quatre ou cinq heures des soupes ou des viandes au jus. L'évaporation y est peu sensible, parce que les parois sont épaisses et que le couvercle ferme aussi bien que possible.

Avant de se servir de ces casseroles, il faut y faire bouillir, pendant quelques jours, des restes de nourriture pour enlever le goût de fer. Il se forme bientôt à l'intérieur une sorte de patine (oxyde de fer), qui préserve complètement le fer contre l'attaque des aliments. Les parois de ces casseroles étant un peu rugueuses, il faut ici plus qu'ailleurs une extrême propreté[1].

On fait déjà depuis longtemps des casseroles en fonte et en tôle émaillées d'un excellent usage. L'émail qui les recouvre est à base de soude et forme une composition analogue à celle du verre opaque.

Cet émail, d'une grande résistance, offre une sécurité parfaite ; ce n'est qu'après un long usage qu'il disparaît peu à peu, à mesure que le fer apparaît; cela se fait donc sans aucun inconvénient[2].

---

1. Pour bien nettoyer ces casseroles, il suffit, chaque fois qu'on doit s'en servir, d'y faire bouillir de l'eau avec de la cendre de bois pendant quelques minutes, et de frotter avec une brosse bien dure.

2. Donnons un moyen pratique de reconnaître un vase suspect de contenir du plomb nuisible aux aliments. Dans ce vase, on verse du vinaigre étendu d'eau et l'on fait bouillir pendant une heure ou deux ; on décante la liqueur et on verse de l'hydrogène sulfuré en dissolution ; il se formera un précipité noir si l'émail de la casserole contient du plomb.

Enfin on trouve partout des casseroles en porcelaine allant parfaitement au feu. Faciles à tenir
proprement, elles sont excellentes sous tous les
rapports.

C'est dans ces casseroles qu'on doit faire bouillir
le lait et le conserver.

Mais revenons au plomb. Nous savons que
tous les aliments attaquent ce métal; l'eau elle-
même en dissout une certaine quantité.

On a dit, et l'on répète, que l'eau pure, c'est-
à-dire celle qui se rapproche le plus de l'eau de
pluie, dissout seule le plomb et que les eaux
contenant un peu de carbonate de chaux sont
sans action sur ce métal. C'est là une grande
erreur.

Nous connaissons des eaux calcaires qui
attaquent parfaitement bien le plomb, à tel point
qu'il faut renouveler de temps à autre les tuyaux
et les réservoirs dans lesquels elles circulent et
séjournent.

C'est surtout après une absence de quelque
temps qu'il est dangereux de boire la première
eau qui sort du robinet ou de la pompe.

Tous ceux qui ont mon âge peuvent se rappeler de graves accidents qui, survenant dans un
château royal, émurent l'opinion. Tous ses habitants, au nombre d'une quarantaine, tombèrent
malades quelques jours après leur installation.
Le Dr Guénaud de Mussy, appelé en toute hâte,
constata que ces maladies étaient dues à de

l'eau qui avait séjourné longtemps dans des réservoirs de plomb.

Il est toujours prudent de laisser le robinet ouvert un moment, ou de pomper suffisamment, afin d'obtenir l'eau qui n'a pas séjourné dans les conduites en plomb ; et il est bon d'observer cette pratique, non seulement pour l'eau d'alimentation, mais encore pour l'eau destinée aux bains.

Dans beaucoup de villes d'Angleterre et d'Allemagne, les conduites en plomb pour la distribution des eaux, sont interdites. On se sert pour cet usage de tuyaux en étain ou en fer.

Il serait trop long d'énumérer toutes les substances qui peuvent contenir du plomb.

Citons quelques exemples : vins, cidres, bières acides et adoucies par la litharge, boîtes de conserves, boîtes de couleurs, boîtes de bonbons, jouets d'enfants, étoffes teintes, même celles que l'on a l'habitude de porter sur la peau ; fards, cosmétiques, toiles cirées, papiers glacés, etc., etc.

Enfin, il n'est pas jusqu'aux cartes de visites, qui ne contiennent du plomb[1].

C'est par un aimable échange de ces petits cartons empoisonnés que nous exprimons nos vœux de nouvelle année et de parfaite santé.

De toute part, le plomb nous envahit, nous

1. Les cartes glacées sont recouvertes de céruse.

enveloppe et nous pénètre ; c'est pour cette raison que nous avons cherché, par ces quelques
lignes, à attirer l'attention sur ce poison dangereux.

CHAPITRE IX

Chambres à Coucher.

Chambre à coucher. — « Nous savons très
bien qu'un grain d'encens jeté sur le feu suffit
pour embaumer toute une chambre ; nous savons
aussi qu'il ne faut que quelques bouffées de cigarette pour remplir un grand espace de l'odeur
du tabac, et qu'un rien suffit pour corrompre l'air ;
que l'odeur soit agréable ou désagréable, le
résultat est le même. » (Abbé Kneipp.)

« Est-ce que la respiration ne ressemble pas à

8

une pareille fumée ; combien de fois respirons-
nous en une minute, en une heure, pendant la
nuit et le jour ; combien l'air pur doit-il s'alté-
rer, si je n'aère pas ; si je ne renouvelle pas cette
atmosphère, quels miasmes malfaisants vont pénétrer dans nos poumons ! Les suites ne peuvent
être que funestes. » (Abbé Kneipp.)

J'accorde que l'on ne dorme pas bien quelquefois, parce que l'on a un mauvais lit ; mais c'est
à l'air de la chambre qu'il faut s'en prendre le
plus souvent. L'air confiné, c'est-à-dire l'air
enfermé dans une chambre sans issue, est reconnu le pire ennemi de notre santé.

Voyons combien il faut d'air à une personne
pour qu'elle puisse respirer librement et sans
souffrance.

Le professeur Péclet nous disait dans son cours,
il y a déjà une quarantaine d'années, que pour
chasser d'une chambre toute mauvaise odeur provenant de la respiration et de la transpiration du
corps, il fallait une ventilation de 7 mètres cubes
par heure et par personne.

Ces chiffres, qu'il avait déduits de nombreuses
expériences faites avec beaucoup de soin, furent
adoptés par les hygiénistes ; mais ils sont souvent mal interprétés, et cela, à propos des dimensions qu'il convient de donner à une chambre à
coucher.

Ainsi, adoptant le chiffre de 7 mètres cubes et
supposant que l'on reste neuf heures dans une

chambre à coucher, ils en concluent qu'il faut que cette chambre ait au moins 63 mètres cubes pour se trouver dans de bonnes conditions (soit par exemple : 3 mètres de hauteur, 4 mètres de largeur et 5 mètres de longueur).

C'est là une erreur : lorsque le matin, on entre dans une chambre de cette dimension, où une personne bien portante a passé la nuit, on sent une forte odeur. C'est que, disons-nous, les expériences de Péclet ont été mal interprétées : c'est une ventilation qu'il indique et non un cube d'air confiné dans une chambre close.

Si, par une fenêtre entr'ouverte, on obtient cette ventilation de 7 mètres cubes par personne et par heure, on ne sentira plus aucune mauvaise odeur, la chambre fût-elle de dimensions beaucoup moindres. Tous les miasmes seront enlevés à mesure de leur production, et au lieu de ruminer toujours le même air, suivant l'expression du professeur Peter, l'on respirera continuellement un air nouveau.

Aujourd'hui on admet que 7 mètres cubes ne sont plus suffisants et qu'il ne faut pas moins de 10 mètres cubes par personne et par heure. Serions-nous plus difficiles à ventiler qu'autrefois ?

On peut dire, sans crainte de se tromper, que l'anémie, la phtisie et les maladies consomptives sont dues en grande partie à l'air confiné des chambres, qui sont presque toujours trop petites, trop bien fermées et calfeutrées.

Pour éviter ces maladies ou pour les guérir, beaucoup de médecins conseillent de laisser entr'ouvertes les fenêtres des chambres à coucher pendant la nuit. Si cela n'est pas toujours possible l'hiver, au moment des grands froids, on peut le faire pendant la plus grande partie de l'année.

Lorsque l'on a ouvert les fenêtres d'une largeur de deux à quatre doigts, suivant la saison, il est important de les assujétir d'une façon quelconque, de crainte qu'un coup de vent ne les ouvre davantage pendant la nuit. Les choses étant ainsi disposées, il s'établira un léger courant d'air, des fenêtres à la cheminée qui doit rester ouverte en toute saison ; ce courant d'air qui ne sera pas assez fort pour incommoder, suffira pour renouveler l'air corrompu par la respiration.

On pourra protéger le lit contre l'arrivée directe de l'air, afin d'éviter tout refroidissement ; mais, rassurons-nous, ce danger ne serait à craindre que si les fenêtres venaient à s'ouvrir pendant la nuit ; le rayonnement du ciel pourrait alors produire dans la chambre un refroidissement qui serait préjudiciable à la santé. Avec les précautions que nous venons d'indiquer, il n'y a rien à craindre, pas même les maux d'yeux tant redoutés, et nous nous porterons beaucoup mieux.

C'est une crainte étrange que celle de l'air de

la nuit. Dans les villes, cet air est le plus pur
qu'il y ait dans les vingt-quatre heures, et le
choix se pose entre l'air vicié du dedans et l'air
pur du dehors.

Je ferai toutefois une restriction à ce dire
pour les contrées paludéennes où règne la malaria, il serait dangereux d'y laisser les fenêtres ouvertes une fois le soleil couché.

Mais si je pouvais réussir à démontrer que l'air
pur de la nuit vivifie le corps aussi bien que celui
du jour, que de maladies évitées, que de personnes plus heureuses de vivre !

Pour montrer l'importance de la ventilation
dans les établissements publics, nous donnerons
quelques chiffres puisés dans les ouvrages de
MM. Péclet, Ser et Morin, sur le chauffage et la
ventilation. Ces chiffres varient évidemment selon
que les individus sont sains, jeunes ou vieux,
malades ou blessés : suivant qu'ils sont plus ou
moins nombreux.

Pour les hôpitaux Lariboisière, Beaujon,
Necker, etc., une ventilation de 30 mètres cubes
par heure et par lit est considérée comme un
minimum, et les ventilateurs sont construits
pour obtenir le double suivant la nature des
maladies.

En Angleterre, où pour toutes les questions
d'hygiène nous sommes devancés, les casernes
sont ventilées, et le chiffre adopté est de 30 mètres
cubes par lit et par heure. Voilà, dit le général

Morin, un exemple que nous devrions suivre.
En France, aucune caserne n'est ventilée, et
lorsque, le matin, on pénètre dans les chambrées
on y est renversé par une odeur repoussante ;
aussi n'est-il pas étonnant de voir tant de soldats devenir phtisiques.

Le chiffre adopté par les collèges anglais est
une ventilation de 10 mètres cubes par lit et par
heure ; nous devrions faire de même.

Nous avons visité, un jour, les dortoirs d'un
collège très en vogue. Quelques-uns de ces dortoirs se trouvaient sous les toits et, par conséquent, glacés l'hiver et étouffants l'été. Là, point
de ventilation, lits serrés les uns contre les
autres, et, pour comble d'insalubrité, tous ces
lits étaient entourés de rideaux.

Comment est-il possible que, dans un tel collège, où l'on apprend tant de choses qui ne ser-
viront jamais, on soit si ignorant de ces notions
d'hygiène qu'on devrait observer chaque jour !

Mais revenons à notre chambre à coucher, il est
bien entendu qu'on n'y admettra jamais les plantes ni les fleurs. Les parfums, même les plus
agréables, sont nuisibles dans une chambre. Ne
faites donc jamais usage, pour votre toilette, de
ces odeurs pénétrantes et malsaines, qui sont une
des causes des maladies nerveuses (névroses) si
communes aujourd'hui.

Pour la toilette, l'eau pure et le savon sont
seuls nécessaires.

La chambre à coucher est, de toutes les parties de notre habitation, la plus importante ; nous passons, dans notre chambre à coucher, la majeure partie de la vie ; nous y restons enfermés de huit à dix heures de suite tous les jours ; c'est là que nous demeurons pendant des semaines et des mois, quand nous sommes malades ; c'est donc à la chambre à coucher que nous devons accorder la meilleure place. Nous devons choisir, pour elle, la pièce la plus vaste, la mieux éclairée.

« Il faut que, pénétrant à larges flots dès notre réveil, le soleil illumine de sa joyeuse lumière notre chambre à coucher, et porte ainsi une teinte de bonne humeur sur notre esprit toute la journée. » (X. de Maistre.)

Non seulement le soleil réjouit et réchauffe la chambre, mais il la purifie. Il est prouvé que ses rayons ont un pouvoir meurtrier sur les germes malsains en suspension dans l'air.

L'air ensoleillé gagne en qualité.

Presque toutes les chambres à coucher sont d'une exiguïté inquiétante pour la respiration. Ajoutez à cela, qu'elles sont le plus souvent encombrées de meubles et de lourds rideaux qui rendent impossible l'accès de l'air et du soleil.

Là où entre le soleil, le médecin n'entre pas, dit un proverbe arabe.

Si vous désirez absolument parer votre chambre de rideaux, qu'ils soient du moins le plus légers possible, en fil, par exemple, mais proscrivez la laine, qui s'imprègne trop aisément des odeurs.

Pour la même raison, ne placez sur les murs ni tentures, ni papier velouté, et n'étendez sur le sol aucun tapis ; car toutes ces choses sont nids à poussières et à microbes.

Mais ce que je trouve le plus insalubre, ce sont ces grands tapis couvrant tout le sol où ils demeurent un temps infini sans être battus. Il y en a même qui sont cloués au plancher ! C'est à coups de balai que la femme de chambre prétend les nettoyer ; à chaque coup, elle fait voler la poussière qui tombe sur tous les meubles ; armée ensuite de son plumeau, elle chasse cette poussière de meuble en meuble : un tourbillon s'élève de nouveau dans la chambre, pour y retomber encore, et tout se retrouve comme au commencement ; on s'est donné beaucoup de peine pour faire beaucoup de poussière, et c'est tout. Mais il y a danger.

Il n'est plus permis de douter maintenant que l'atmosphère ne tienne en suspension des microbes : en époussetant, vous faites voltiger autour de vous, à portée de votre bouche et de votre nez, ces germes malsains qui pénètrent dans votre organisme et s'y développeront si vous y êtes prédisposés.

Il est également prouvé que la poussière, fût-elle inerte, prépare la phtisie en irritant, ulcérant les poumons, onvrant la porte au microbe tuberculeux.

Oh ! si un rayon de soleil pénétrait dans cette chambre ainsi balayée et époussetée, quels flots de poussière on verrait tourbillonner dans l'air ! Et c'est au milieu de cette poussière que nous vivons la plupart du temps. Faut-il s'étonner maintenant qu'il y ait tant de maladies contagieuses : rougeole, scarlatine, coqueluche, etc.

Il ne faut pas croire qu'en ouvrant une fenêtre on se débarrassera de cette poussière, il n'en est rien ; l'air pénétrant du dehors l'empêchera de sortir : on arriverait à un meilleur résultat si on ouvrait deux ouvertures opposées, mais on s'en garderait bien ! il y aurait un courant d'air, et nous en avons peur comme de la foudre. Le moindre courant d'air qui assainirait bien une chambre, nous fait pousser de hauts cris.

Sans doute, les courants d'air sont mauvais ; comme on ne peut pas les éviter tous, il faudrait nous endurcir par la méthode Kneipp, indiquée plus loin, afin d'éviter un coryza au moindre zéphir qui nous caresse.

Mais enfin, me direz-vous, comment faut-il se débarrasser de la poussière d'une chambre ? Le voici : « Essuyez, n'époussetez pas et brûlez votre plumeau assassin », dit M. de Parville, et il ajoute : « Essuyez avec un linge doucement, pour ne pas perdre votre poussière en chemin, ni la faire voler, et secouez par la fenêtre ; il vaut

mieux mettre l'ennemi dehors que le garder chez
soi. Si, par malheur, les tapis vous sont indispensables, qu'ils ne soient pas cloués, afin qu'on
puisse les battre souvent au grand air. »

M. de Parville a raison, mais il y a beaucoup
mieux à faire que de secouer ses microbes par la
fenêtre sur les passants, et c'est en Amérique
qu'il faut aller chercher des leçons d'hygiène.

Nous avons vu à l'Exposition universelle de
Paris, en 1889, des balayeuses mécaniques inven-
tées aux Etats-Unis, qui méritent véritablement
le nom d'*hygiéniques*. Cet appareil ressemble aux
tondeuses de gazon : les roues font tourner deux
brosses cylindriques qui accumulent la poussière
dans une boîte. Le nettoyage se fait rapidement
et lorsqu'il est terminé, on vide la boîte dans le
feu ; pas un atome de poussière n'est soulevé dans
l'appartement, c'est parfait.

Enfin, n'oubliez pas ceci : faire de la poussière
dans une chambre, dont on doit respirer l'air,
c'est agiter le fond d'une source avant d'y prendre
un verre d'eau.

Pour résumer ce qui est relatif aux chambres
à coucher, nous rappellerons les conseils, aussi
complets que brefs, de l'hygiéniste Londe :

« L'individu, soucieux de sa santé, doit fuir
comme la peste l'air stagnant, il supprimera inexo-
rablement : les alcôves, les rideaux, les tapis,
les bibelots. Il choisira pour chambre à coucher
la pièce la plus saine, la plus spacieuse, la mieux

ensoleillée. Dans la chambre du sommeil, point
de feu, point de lampes, point d'animaux, point de
fleurs, point d'odeur. L'air y circulera à profusion
durant le jour, par les portes et les fenêtres tenues
entr'ouvertes.

« Les lits seront aérés tous les jours, ils devront
être durs ; les lits mous et les édredons entretiennent la peau dans un état énervant de moiteur qui affaiblit l'organisme, ils sont capables
d'efféminer les sujets les plus robustes.

« Le lit est le vêtement de l'homme endormi ;
couvrons-nous donc simplement pour nous garantir du froid. »

A quelle heure doit-on se coucher ?

« A mon avis, celui qui travaille le soir après
neuf heures ruine sa santé. Pour le bien du corps
et de l'esprit, les heures de repos qui précèdent
minuit sont préférables au temps qui vient après. »
(Ab. Kneipp.)

Ajoutons que le travail du soir, par son excitation sur l'esprit, empêche de dormir. « Le travail du matin est d'or, et l'avenir est aux mati-
neux. »

Les personnes âgées ont besoin de plus de sommeil que les personnes d'âge moyen, mais il ne
faut pas, pour cela, qu'elles se lèvent tard ; l'habitude de se coucher de bonne heure et de se lever
tôt, a une grande influence sur la longévité.
Tous les centenaires brillent, d'ailleurs, par une
régularité constante d'habitudes,

Combien est vraie cette maxime, inscrite par
Victor Hugo sur les murs de Hauteville-House, à
Guernesey :

> Lever à six, dîner à dix,
> Souper à six, coucher à dix
> Fait vivre l'homme dix fois dix !

Il y a dans les premières heures du jour un renouveau de la vie, une sensation agréable qui semble
suppléer à la vigueur et à l'élasticité de la jeunesse.
Cette sensation bienfaisante est due à l'oxygène
qui se dégage à l'état d'ozone, de toutes les plantes,
sous l'influence des premiers rayons du soleil.

Avis aux gens vertueux qui, suivant la chan-
son, aiment à voir lever l'aurore.

L'odeur de l'ozone se perçoit, surtout le matin,
et encore faut-il avoir de la finesse d'odorat. Voici
ce que M. Chevreul disait à ce propos :

« Si le matin de bonne heure, à la campagne,
vous ne sentez pas l'odeur de l'ozone, tenez pour
certain que votre nez ne jouit pas de toutes ses
facultés, et soignez-le ; si vous voulez avoir du
nez, faites comme moi, buvez de l'eau et fuyez la
pipe et le cigare. »

J'ai eu souvent l'occasion de voir M. Chevreul
dans les séances publiques de l'Académie des
Sciences. Agé de plus de cent ans, M. Chevreul
montait sans l'aide de personne les grands esca-
liers qui mènent à l'étage élevé où se tiennent
les séances académiques. Là, il suivait, avec

attention, toutes les questions et prenaient souvent la parole sur ses travaux. Sa vue était excellente, il entendait parfaitement bien; mais ce
qu'il avait de particulièrement fin, c'était l'odorat, chose qu'il appréciait beaucoup comme chimiste.

Un de ses élèves entre un jour dans son laboratoire, l'illustre chimiste était assis près de la
table, à dix mètres de la porte d'entrée : Oh ! oh !
fit-il, au nouveau venu, avant qu'il eût fait deux
pas dans la salle, je croyais que vous ne fumiez
pas. Il est de fait que l'élève avait fumé la moitié
d'une cigarette quelques moments auparavant.

M. Chevreul vécut jusqu'à cent deux ans; il
ne fuma jamais et ne but que de l'eau pendant
toute sa vie. S'il n'aimait ni le vin, ni la bière,
il appréciait beaucoup le cognac.

Dans les grands jours d'extra, il versait deux
ou trois gouttes de cognac dans la paume de sa
main gauche, il frottait avec la paume droite, il
aspirait le parfum qui s'en dégageait, et c'était
fini.

Jamais il ne prit autrement le cognac. A
recommander.

Interrogé sur son régime, voici ce qu'il répond :
« Je suis d'une exactitude barométrique dans
tous les actes de ma vie; je mange toujours à
heures fixes, prenant mon temps, mastiquant
bien, quittant, à chaque repas, la table avec un
reste d'appétit, et vous avez vu pourtant que je

n'y fais pas mauvaise figure et que je ne laisse pas mon assiette pleine. Mais il ne faut jamais oublier que Salomon a dit : le ventre a tué plus d'hommes que la guerre, et que Lacédémone proscrivait les citoyens trop gros. Mais surtout pas de discussion à table ! on a dit, justement, qu'une discussion en mangeant est une pelote hérissée d'épingles qu'on avale, et Montesquieu posait en principe qu'on ne doit causer à table qu'avec son esprit de tous les jours.

« Peu de sel, peu d'épices, peu ou point de café.

« Bref, je fuis comme la peste tous les excitants dont je ne me sens, d'ailleurs, nul besoin, et toutes les boissons alcooliques sous quelque forme qu'elles se présentent à moi. Tout stimulant est forcément suivi d'épuisement. »

M. Chevreul avait raison de dire que le tabac exerce une action dépressive sur l'odorat et le goût.

Mon père ne commença à fumer que le jour où il ne fut plus occupé ; jusque-là, il avait eu le goût très fin, il appréciait les vins et savait les reconnaître à leur bouquet ; mais, par le tabac dont il abusa pendant quelque temps, il perdit complètement cette finesse de goût. C'est alors qu'il se mit à assaisonner fortement ses aliments, les trouvant toujours fades. Après qu'il eût complètement renoncé à la pipe et au cigare, le goût lui revint, en partie du moins.

La nicotine du tabac a pour effet de tanner les muqueuses de la bouche et du nez, et de diminuer leur sensibilité.

Les dégustateurs chargés d'apprécier et de classer les vins ne fument jamais.

CHAPITRE X

Respiration et Ventilation.

(SUITE)

Acte le plus important de la vie. — L'air atmosphérique et l'air rejeté par les poumons. — Combustion lente du carbone dans notre corps. — Consommation de l'oxygène de l'air. — Production de l'acide carbonique. — Altération rapide de l'air confiné dans une chambre. — Auto-infection. — Son influence sur les poumons. — Expérience de Brown-Séquard et de d'Arsonval. — La fin d'un bal. — Privilèges du campagnard.

« L'haleine de l'homme est mortelle à ses
« semblables. »   J.-J. Rousseau. *Emile.*

Lavoisier nous a appris que la chaleur de notre corps est produite par la combustion lente du carbone qui se trouve dans notre nourriture ; or, ce carbone brûle en nous, exactement, comme dans un foyer ; il faut donc que l'oxygène nécessaire à cette combustion pénètre dans notre corps et que l'acide carbonique, produit de la combustion, en soit expulsé.

Tel est le but de la respiration, qui est l'acte le plus important de la vie animale.

Nous pouvons rester un jour sans manger ;
mais nous ne pouvons vivre une minute sans air.

La respiration se compose de deux temps :
celui par lequel on aspire l'air dans les poumons
(inspiration), et celui par lequel on rejette ce
fluide au dehors (expiration).

L'air atmosphérique, tout le monde le sait, est
un mélange de 79 d'azote, de 21 d'oxygène et de
0,04 d'acide carbonique. Quand la proportion de
ces trois gaz change, ou bien lorsqu'un élément
étranger vient s'introduire au milieu d'eux, l'air
perd de ses propriétés et devient impropre à l'acte
respiratoire[1].

Or, cette altération de l'air est précisément
produite par la respiration. En effet, l'air que
nous rejetons par les poumons contient 4 à 5
pour 100 d'oxygène en moins, et 100 fois plus
d'acide carbonique que l'air atmosphérique.

Il en résulte que lorsque nous demeurons dans
un espace confiné, une chambre à coucher, par
exemple, presque toujours hermétiquement cal-

---

1. Voici d'ailleurs la composition exacte, en volume, de l'air
atmosphérique et de celui que nous rejetons par les poumons.
(Wurtz, membre de l'Académie des Sciences) :

	AIR ATMOSPHÉRIQUE	AIR EXPIRÉ
Azote	79.15	79,59
Oxygène	20,81	16,03
Acide carbonique. . . .	0,04	4,38
	100 »	100 »

Un homme adulte respire seize fois par minute ; il aspire et
expire chaque fois trois quarts de litre.

feutrée, nous accumulons l'acide carbonique et nous épuisons l'oxygène, et l'asphyxie, par un excès d'acide carbonique, se complique d'une asphyxie par défaut d'oxygène.

La peau, elle-même, respire comme les poumons ; par tous les pores de sa surface elle aspire l'air, consomme l'oxygène et rejette l'acide carbonique.

Mais, ce n'est pas tout : la cause la plus importante de l'altération de l'air, provient de la matière organique que nous rejetons par notre haleine et surtout par la transpiration de notre corps. Cette transpiration incessante communique aux lieux habités et non ventilés leur mauvaise odeur : c'est ce qu'on appelait autrefois les miasmes.

Pour toutes ces causes réunies, nous pouvons dire, sans nous tromper, que nous dégageons autour de nous un véritable poison, et que l'air d'une chambre fermée ne tarde pas à devenir des plus malsains.

Cet air ainsi appauvri en oxygène, enrichi d'acide carbonique et saturé de tous ces miasmes organiques, cet air, disons-nous, constitue un véritable poison qui amène la dégénérescence de tous nos organes et surtout celle des poumons.

A ce propos, voici une expérience fort curieuse qui a été faite par les Drs Brown-Séquard et d'Arsonval :

Ils inoculèrent la tuberculose à certains ani-

maux : lapins, cochons d'Inde, etc. Les uns
furent mis sous un hangar, où l'air circulait
librement, les autres furent remis dans leur cage
et tenus proprement. Ces derniers animaux
devinrent presque tous tuberculeux et moururent,
tandis que les premiers, qui vivaient en plein
air, ne furent pas même malades[1].

Faut-il maintenant s'étonner du grand nombre
de phtisiques, quand on pense à l'exiguïté des
chambres à coucher et à l'horreur que nous
avons presque tous de l'air?

Nos petites chambres à coucher, les dortoirs,
les grandes assemblées, sont de véritables foyers
de tuberculose, des fours d'asphyxie lente où l'on
aspire de l'air mille fois respiré.

Donc, qu'il s'agisse de guérir la phtisie, ou
de s'en préserver, ventilez et ventilez sans cesse
les ateliers, les classes, les dortoirs, les chambres à coucher ; en un mot, évitez de respirer
l'air qui a passé par des poumons quelconques.

Pour toutes ces raisons, et bien d'autres
encore, il est bon que chacun ait sa chambre,
ou tout au moins son lit.

Il y a déjà quelque temps, les Annales d'hygiène énuméraient les fâcheux résultats, qui
proviennent de l'habitude de coucher à deux et
finissaient par ces mots.

« Le danger est d'autant plus grand que la

1. Brown-Séquard et d'Arsonval, comptes rendus de l'Académie des Sciences : 28 novembre 1887, 9 et 16 janvier 1888.

différence de force est plus marquée entre les
deux individus ; mais ce qu'il a de pire, c'est
lorsque l'un des deux est malade. Beaucoup de
médecins ont commencé une campagne pour
détruire cette mauvaise habitude, qui est surtout profondément enracinée dans les ménages
français ; mais elle sera peut-être difficile à
déraciner. Deux personnes ne devraient jamais
coucher ensemble d'une façon habituelle. »

Autrefois on recommandait aux phtisiques,
comme remède souverain, de coucher dans une
étable afin de respirer l'odeur de la vache, qui est
l'animal tuberculeux par excellence, et de boire
du lait cru. Il fallait être bien robuste pour
résister à un pareil régime, surtout si on y ajou-
tait, comme boisson, le sang tout chaud bu à
l'abattoir, ainsi que cela était à la mode il y a
quelque temps !

C'est surtout dans les salles de bal, où l'on a
été entassé toute la nuit et où l'on s'est beaucoup
agité, que les poisons de la respiration et de la
transpiration se sont accumulés. Il est certain
qu'un robuste campagnard, homme de plein air,
serait suffoqué en entrant dans un salon à la
fin d'un bal et qu'il se trouverait mal après quelques tours de valse.

Cependant les jeunes filles ont pu danser là,
avec entrain, pendant toute la nuit sans fatigue.
C'est que, dès leur enfance, elle sont habituées à
vivre dans l'air impur des grandes villes, et

dans l'air, plus mauvais encore, de leur chambre, où elles passent la majeure partie de
leur existence. Elles sont, pour ainsi dire,
mithridatées ; et leur force n'est qu'une sorte de
surexcitation donnée par le plaisir. Ah ! comme
elles se fatigueraient vite si elles s'ennuyaient !

Telle qui ne pourrait faire un kilomètre à pied
sur une route, en fera dix en valsant dans un
salon.

Les sept mètres cubes d'air, nécessaires à la
personne qui dort paisiblement, ne sont plus ici
suffisants ; c'est vingt et trente mètres cubes qu'il
faudrait pour enlever tous les miasmes de ce
salon.

Dans les théâtres bien construits, comme le
théâtre de la Gaîté, par exemple, on peut obtenir,
sans gêner le public, une ventilation de trente
mètres cubes par heure et par spectateur, en
supposant la salle complète (1,800 places) ; on
sait que l'air vicié de la salle s'échappe par une
cheminée d'appel située au-dessus du lustre.

Un soir, y a de cela longtemps, comme je
suivais les expériences de ventilation faites au
théâtre de la Gaîté par M. Ser, professeur, j'eus
l'imprudence de me pencher au-dessus de la cheminée d'appel ; l'air y était tellement corrompu
que je faillis tomber asphyxié.

C'est surtout aux moments pathétiques du
spectacle, lorsque les éventails s'agitent, que le
danger devient plus grand.

Si dans les villes la mortalité est grande, cela tient à ce miasme humain, mortel à l'homme. La force et la longévité sont les privilèges du campagnard.

« Les hommes ne sont pas faits pour vivre entassés dans les villes; mais pour être dispersés sur la terre. Il est évident que l'homme naît laboureur, chasseur ou pêcheur, c'est-à-dire que c'est à la nature qu'il doit demander directement la satisfaction de ses besoins. Il est incontestable que ces métiers sont les plus nobles de tous les métiers; les plus nobles, parce qu'ils ne relèvent que de la Providence, parce que le bien et le mal leur viennent directement du ciel. » (J.-J. Rousseau.)

On a quitté la campagne, on a abandonné les travaux des champs pour se faire domestiques, commis, employés dans les villes. Il serait bon de revenir au point de départ, de se rapprocher un peu de l'homme, tel que Dieu l'avait créé.

CHAPITRE XI

Les Calorifères.

Chauffage. — Il ne faut jamais faire de feu dans une chambre à coucher, excepté pour les vieillards et les malades. Dans ce cas, le feu de bois dans une cheminée ouverte est la perfection. Le feu de charbon ou de coke placé sur une grille, dans une cheminée, est également très bon.

En un mot, pour chauffer une chambre, servons-nous toujours de la chaleur rayonnante du combustible. La chaleur lourde des calorifères, ou celle des poêles fermés, doit être évitée, car ce sont là de véritables foyers d'oxyde de carbone.

Cependant, si vous avez l'habitude de rester l'hiver dans votre chambre à coucher, chauffez-vous, pendant le jour, au moyen d'un bon feu fait dans une cheminée ouverte.

Le grand avantage de la cheminée ouverte, est de permettre la vue du feu, ce qui est le plaisir et la consolation de ceux qui gardent la chambre : la flamme leur tient compagnie. Et puis la chaleur rayonnante des cheminées ouvertes, permet d'avoir les pieds chauds et la tête fraîche, si toutefois on se garantit avec un écran.

Pieds chauds, tête fraîche, état hygiénique par excellence, désirable surtout pour les vieillards et les malades!

« La vue du feu, dit Michel Lévy, égaie la solitude d'une retraite studieuse, elle aide à la méditation, et comme le moral est aussi l'un des régulateurs de la santé, il n'est pas indifférent de consulter ces impressions pour l'agencement de la vie domestique. »

Il est important aussi, au point de vue hygiénique, de faire remarquer que la cheminée ouverte produit par son tirage la ventilation parfaite de toute la chambre. Elle assainit l'air que tout autre système corrompt.

On se plaint quelquefois d'avoir, devant un bon feu, le dos glacé en même temps que le ventre rôti, mais cela prouve tout simplement que la cheminée est trop grande ou que les joints des portes et des fenêtres laissent passer trop d'air.

Quand tout est réglé convenablement, il n'y a
que du profit à retirer de ce système de chauffage.

Au reste, il faut se garder de calfeutrer hermétiquement la pièce par des bourrelets de toute
espèce ; il faut qu'un faible courant d'air, arrivant
par tous les joints, se dirige vers la cheminée et
emporte les miasmes des lieux habités ; il faut,
en un mot, que la chambre « respire ».

Après le meilleur mode de chauffage, exami-
nons les plus mauvais.

Poêles mobiles. — Les poêles mobiles à petites
et à grandes roulettes, beaucoup trop à la mode
aujourd'hui, devraient être impitoyablement ban-
nis de toutes les chambres. Ce qui se débite de
réclames pour convaincre l'acheteur de la supériorité de ces nouveaux appareils est incroyable ;
encore un peu, on les appellerait poêles hygiéniques par excellence, et Dieu sait combien ils
font de victimes !

Le tirage de ces poêles étant presque nul, il en
résulte que les gaz s'échappent difficilement par la
cheminée ; ils s'y tiennent pour ainsi dire en équi-
libre et se rabattent dans l'appartement au moindre changement atmosphérique, au moindre courant d'air ; de là le grand nombre d'asphyxies.

C'est par les nuits humides et couvertes que
ces poêles accomplissent leurs crimes, c'est à ce
moment que le tirage est à son minimum, et
même qu'il cesse tout à fait. Le refoulement des
gaz se produit si facilement que l'on respire tou-

jours une quantité plus ou moins grande d'oxyde
de carbone, poison des plus énergiques.

Quand ces poêles n'asphyxient pas en une seule
nuit, ils vous empoisonnent d'une façon continue, produisant avec le temps de l'anémie, des
névroses, etc., etc.

Mais ce n'est pas tout, la fumée de ces poêles
étant lourde, à cause de sa basse température, il
en résulte qu'elle peut retomber dans la cheminée
voisine en faisant siphon. Ce mode de refoulement est très fréquent, lorsque les cheminées
accolées les unes aux autres débouchent au même
niveau au-dessus du toit. Nous savons bien que
l'oxyde de carbone pur est un peu plus léger que
l'air, mais il est ici mélangé à l'acide carbonique
et à d'autres gaz beaucoup plus lourds. Ainsi
donc, la nuit, vous pouvez être empoisonné dans
votre chambre par le poêle de votre voisin, et vous
vous réveillez avec une forte migraine dont vous
ne connaissez pas la cause. Il peut même arriver
que vous ne vous réveilliez pas du tout.

Les asphyxies de ce genre ne sont pas rares à
Paris.

Ce que nous venons de dire des poêles mobiles
s'applique aussi bien à tous les systèmes de
chauffage dont la combustion est lente.

La combustion est lente quand on laisse arriver
sur le combustible une quantité d'air à peine
suffisante pour entretenir la combustion, ce qui
permet de réduire à son minimum la consom-

mation du charbon, en ne chargeant qu'une ou
deux fois par jour.

Eh bien! ce sont là les conditions favorables à
la transformation presque intégrale du charbon
en oxyde de carbone, poison éminemment toxi-
que, puisqu'il suffit de $\dfrac{1^c}{400}$ de ce gaz dans l'atmosphère pour que l'homme y soit empoisonné en peu
de temps.

On voit donc que ces poêles, parfaits sous le
rapport économique, sont détestables au point de
vue de l'hygiène ; on doit les proscrire, car chercher l'économie quand il s'agit de la santé serait
le plus misérable calcul.

Calorifères. — Les calorifères, quand ils sont
bien menés, présentent moins d'inconvénients ;
comme on les charge plusieurs fois par jour, la
combustion est active, la fumée se développe à
une haute température, elle s'élève facilement
dans la cheminée et se disperse au loin dans l'atmosphère. Les calorifères ne marchent généralement que douze heures par jour, ce qui leur
donne un grand avantage de salubrité sur les
systèmes à combustion lente, qui eux ne cessent
de nous asphyxier.

Cependant, les calorifères ne constituent jamais
un système sain de chauffage, et souvent même
ils sont dangereux ; leur combustion s'active-
t-elle trop, l'oxyde de carbone traverse les parois
rougies du calorifère et se mélange à l'air des

bouches de chaleur; la combustion languit-elle,
les gaz délétères, au lieu de s'échapper par la
cheminée, refluent dans les appartements en passant par tous les joints.

Il est parfaitement prouvé que le tirage d'un
calorifère ou d'un poêle devient insuffisant
lorsque la température de la fumée est inférieure
à 100 degrès, et on a inventé un thermomètre
électrique d'un dispositif très simple qui met en
mouvement une sonnette également électrique
aussitôt que la température s'est abaissée au-dessous de 100 degrés.

Grâce à cet avertisseur, nous verrons, sans
doute, diminuer le nombre des victimes du calorifère.

Si l'oxyde de carbone était toujours accom-
pagné de fumée, la vue et l'odeur de celle-ci
avertiraient du danger ; mais l'oxyde de carbone
est un gaz des plus subtils, qui passe à travers les
pores les plus serrés de la brique et de la fonte,
en se débarrassant de la fumée trop grossière,
pour y trouver passage. De même que l'eau
trouble perd son mauvais goût et se clarifie en
traversant la pierre poreuse, de même l'oxyde de
carbone devient incolore et inodore après son
passage à travers les briques réfractaires ou la
fonte rougie du calorifère ; rien ne peut plus dé-
celer sa présence, et son action délétère n'en sera
que plus assurée.

Les personnes soucieuses de leur santé devraient donc surveiller de près la tenue de leur calorifère et ne pas s'en rapporter aux domestiques : les uns surchaufferont leur calorifère, les autres le laisseront dormir ; qu'il fasse chaud ou froid, ils agiront toujours de même ; c'est affaire de tempérament, la température n'y est pour rien.

Mais les domestiques les plus dangereux sont ceux qui le soir, par paresse, chargent le calorifère et recouvrent le feu de cendres pour le laisser dormir jusqu'au lendemain matin, afin de s'éviter la peine de le rallumer. Nous savons maintenant ce qui se passera la nuit : la combustion lente produira son maximum d'oxyde de carbone, lequel sera refoulé dans les chambres au moindre changement atmosphérique, par les vents d'ouest, par les temps lourds et brumeux.

Et dire qu'un grand nombre de personnes ont leurs chambres à coucher chauffées par des calorifères, et qu'elles respirent pendant toute la nuit cet air vicié !

Mais le plus fâcheux encore, c'est qu'on prend l'habitude de cette chaleur malsaine, et qu'on la réclame quand elle vient à manquer. Faut-il s'étonner maintenant qu'il y ait par le monde tant d'anémies, de névroses, de migraines !

Les calorifères ne devraient être en usage que pour le chauffage des vestibules, des corridors, des pièces où l'on ne séjourne pas. Dans les autres pièces, on ne devrait ouvrir les bouches de chaleur que par exception, lorsque le froid du dehors étant plus intense, les cheminées sont devenues insuffisantes pour la production d'une température de 15 degrés.

Mais je voudrais que l'on retînt bien ceci :

Malgré toutes les précautions prises, le calorifère dégagera toujours de l'oxyde de carbone, la quantité seule en variera. Outre les analyses qui le démontrent, les migraines et les malaises journellement éprouvés sous l'influence de ce chauffage en sont une preuve convaincante.

Mieux vaudrait ne jamais faire usage du calorifère.

De tous les gaz, l'oxyde de carbone est celui qui est le plus facilement absorbé par le sang, aussi le sang est-il le réactif le plus sensible pour faire l'analyse de ce gaz.

Voici une des expériences fort curieuses faites par M. Gréant. Dans une chambre ne contenant que un vingt millième d'oxyde de carbone, on enferme un chien pendant une demi-heure, puis on tire d'une de ses artères 30 à 40 grammes de sang.

Eh bien! quoique le chien n'ait été tenu que fort peu de temps dans une chambre où il ne se trouvait qu'une quantité infiniment petite d'oxyde de carbone, non seulement on constate dans le sang la présence de ce gaz, mais encore on peut en déterminer le volume [1].

1. Voir les Comptes rendus de l'Académie des Sciences, séances du 6 février 1892 et du 8 février 1893.

A des proportions beaucoup moindres encore, l'action délétère de ce gaz commence à produire son effet. Sous son influence, le sang s'appauvrit et se décolore, il ne peut plus se revivifier à l'air. C'est l'anémie qui commence, caractérisée par la pâleur.

Les Drs Brouardel, Moissan, de Saint-Martin, Pouchet, tous ceux qui ont étudié cette question, n'ont pas hésité à rapporter à cette intoxication lente de chaque jour les maux de tête, l'anémie, les névroses dont on recherchait l'origine, et ils ajoutent :

« Le mal dure des semaines, des mois ; le printemps amène un peu de mieux en supprimant la cause de l'empoisonnement, et nous n'avons pas trop de tout notre été pour nous préparer à supporter l'intoxication de l'hiver suivant. »

Dans son remarquable ouvrage sur la respiration, le Dr de Saint-Martin réduit à quelques dix-millièmes l'oxyde de carbone suffisant dans une chambre pour y faire mourir un homme en quelques heures. Avec un centième, la mort arriverait en quelques minutes.

C'est en Amérique qu'il faut aller pour trouver la manière de chauffer convenablement des maisons immenses : au moyen de nombreux tuyaux en fer, on fait circuler de l'eau chaude dans tous les appartements ; on obtient ainsi la douce température de nos serres tempérées, moins l'humi-

dité que les arrosages y causent. Et puis, quand
l'été aura fait revenir les grandes chaleurs, ces
mêmes tuyaux distribueront partout la fraîcheur
par une circulation d'eau salée, à la température
de 15 degrés sous zéro. Le calorifère sera devenu
le frigorifère !

Conclusions. — Ainsi donc les calorifères à
parois de fonte ou en briques réfractaires doivent
être rejetés, et il faut conseiller les calorifères
à eau chaude ; ce qu'on peut reprocher à ces derniers, c'est de ne donner aucune ventilation.

Mais le chauffage de l'avenir sera le chauffage
électrique. Déjà l'électricité nous donne la lumière
idéale, bientôt elle nous donnera la chaleur parfaite. Avec elle, plus de fumée, plus d'asphyxie,
plus de suie, plus de ramoneurs, plus de feux de
cheminées, que dis-je ? on n'aura même plus besoin
de cheminées ! On obtiendra la ventilation forcée au
moyen de petits ventilateurs électriques établis au
haut des fenêtres. Déjà ce système de chauffage
est employé en Angleterre, en Amérique, dans
des théâtres ; mais en attendant qu'il soit à la
portée du simple particulier, il n'y a rien de mieux
que le feu de bois qui pétille dans la cheminée,
donnant la chaleur, la gaieté, la santé. Faute de
bois, on peut brûler du charbon sur une grille.

Enfin, pour finir, nous dirons que généralement l'on se chauffe trop.

Il y a une cinquantaine d'années, on ne faisait de feu, même chez les riches, que dans une

seule pièce où se réunissait toute la famille. Jamais il n'y avait de feu dans les chambres à coucher, sauf pour les malades. Maintenant, ce sont des calorifères qui chauffent et surchauffent toutes les pièces, de la cave au grenier. Il en résulte que l'organisme s'amollit et qu'il devient plus sensible au froid. Or, la différence de température entre l'intérieur et l'extérieur devient parfois si grande, qu'on attrape un coryza ou un catarrhe chaque fois qu'on met le nez à l'air. On n'a plus la force de réagir contre le froid.

Endurcissons-nous donc. Nos pères ne connaissaient pas tous ces raffinements de la vie ; mais ils ignoraient toutes nos misères.

Que ceux qui veulent éviter bien des souffrances suivent nos conseils.

CHAPITRE XII

Moyens de s'endurcir[1].

Moyens de s'endurcir par l'air. — L'air n'est pas seulement nécessaire aux poumons pour revivifier le sang, il est encore utile pour endurcir le corps contre le froid.

Si nos mains et notre figure sont moins sensibles au froid, c'est qu'elles sont endurcies par

1. Nous avons lu avec attention tous les ouvrages de l'abbé Kneipp et nous avons cherché, dans ces quelques pages, à résumer le mieux possible la pensée de l'auteur sur les questions d'hygiène.

le contact de l'air. Mais, avant d'aller plus loin,
je veux avertir que je ne fraie pas avec la mode,
si souvent incompatible avec l'hygiène.

Comme j'ai été ouvrier, c'est aux ouvriers
que je m'adresse en ce moment [1].

Portez sur votre corps une chemise de grosse
toile. Les vêtements étant destinés à conserver
la chaleur du corps, une pareille chemise est
tout à fait convenable pour cet usage, puisque
l'air se conserve chaud entre ses plis ; de plus,
elle a ceci de bon, qu'elle remplit vis-à-vis du
corps l'office d'une brosse et l'excite à l'activité.
Enfin, la grosse toile est excellente, parce qu'elle
absorbe facilement la transpiration de la peau qui
reste sèche et propre.

Il n'en est pas de même de la toile fine qui
protège trop peu le corps ; ensuite une pareille
chemise est bientôt trempée lorsque l'on trans-
pire, elle colle au dos et ne sèche plus que très
lentement. On sent alors sur le corps l'humidité,
le froid, et par suite un grand malaise.

Je n'aime pas non plus les chemises en coton,
même lorsqu'elles sont grossières, elles collent
également au corps quand elles sont mouillées ;
de plus, la saleté s'y attache plus fortement
que sur la toile ; enfin, je considère la toile
comme beaucoup plus saine que le coton ; voilà
un préjugé, me direz-vous, qui court les cam-

1. N'oublions pas que dans tout ce chapitre, c'est l'abbé
Kneipp qui parle.

pagnes. L'expérience m'a appris que nos paysans
ont raison.

Aujourd'hui, il n'est plus question ni de toile,
ni de coton. La mode est d'envelopper le corps
entier de laine ou de flanelle; on n'a pas seulement des gilets de laine, mais aussi des caleçons
de laine qui touchent la peau, de sorte que le
corps entier se trouve emprisonné dans la laine.

La toile a encore un avantage, c'est qu'elle
ne peut se porter longtemps sans que la saleté
apparaisse, ce qui oblige à en changer souvent.

Il n'en est plus de même de la flanelle, la saleté
n'y apparaît pas, et on la porte ainsi pendant des
semaines, sans la faire blanchir, au contact de
la peau.

Nous savons que la laine absorbe très peu
l'humidité, et qu'elle sèche difficilement; il en
résulte que lorsqu'on est en sueur, on sent longtemps sur le corps, une humidité qui peut occasionner des maladies : ajoutons que ces vêtements de laine prennent une mauvaise odeur de
transpiration qu'il est bien difficile de faire disparaître au nettoyage; on n'est jamais assuré de sa
propreté.

Pour ces raisons, nous préférons la grosse toile
qui se lave si facilement à grande eau.

Mais ce n'est pas tout ; ces vêtements de laine
développent beaucoup de chaleur, il en résulte
une dépense de calorique trop grande qui se fait

aux dépens du corps; l'organisme s'affaiblit et devient plus sensible au froid.

Il en est de même quand on repose dans un lit trop chargé de couvertures, la transpiration devient beaucoup plus abondante qu'il ne convient, et le corps se débilite.

Tous les malades que j'ai vus m'ont déclaré qu'ils étaient couverts de laine depuis le cou jusqu'aux pieds, tous étaient accablés de maladies différentes. Je ne veux pas attribuer toutes ces maladies aux vêtements de laine ; mais je dois dire que l'expérience m'a démontré qu'ils en étaient souvent la cause déterminante.

Il me faut avouer que, dans le grand nombre des malades qui sont venus à moi, beaucoup s'étaient habitués à porter plusieurs gilets de laine, ou plusieurs paletots, ce qui ne les empêchait pas d'avoir encore froid. Ils étaient tellement débilités par cette perte de calorique, dont nous avons parlé, qu'ils n'avaient plus la force de chauffer leurs propres vêtements.

Ces mêmes personnes, après un traitement convenable, pouvaient sortir l'hiver, après avoir successivement abandonné la moitié de leurs vêtements.

Je connais des personnes qui ont journellement le cache-nez autour du cou, ou des collets à fourrures. — Je vous le dis, pour augmenter les maladies, il n'y a pas de meilleur moyen que de s'envelopper ainsi la gorge.

Quand aujourd'hui on considère les vêtements que la mode impose à nos pauvres jeunes filles, quand on pense à leur séjour prolongé dans des appartements où règne partout une température élevée et malsaine, on ne s'étonne plus de les voir si faibles et si vite fanées, ni de les voir si souvent malades au moindre changement de température.

Il faut combattre un préjugé absurbe qui pousse toutes les mères à débiliter leurs enfants en les couvrant outre mesure.

Les jeunes gens qui s'enveloppent de flanelle méritent la qualification de vieillards anticipés.

Quant aux vêtements doublés de fourrures, il n'y a rien de plus malsain; ils vous entretiennent dans un état de moiteur énervant qui se transforme en sueur abondante aussitôt que vous agissez peu ou prou.

Obligés alors de vous débarrasser d'un vêtement trop chaud, vous attrapez un refroidissement et un rhume parce que la transition est trop brusque.

J'affirme, et avec moi tous ceux qui ont mon âge avancé, que l'on connaissait autrefois beaucoup moins de maladies qu'aujourd'hui; débarrassons-nous donc des maladies causées par nos vêtements, en nous habillant simplement à la façon de nos ancêtres; mais, pour en arriver là, il faut beaucoup de prudence et agir avec patience et sagesse.

Voici les conseils que je vous donne pour les vêtements d'hiver :

Quiconque est capable de supporter le froid est apte aussi à résister à la chaleur.

Donnez à votre tête une coiffure légère, afin que le froid ne la frappe pas trop crûment, et soit arrêté en partie. Quand vous êtes chez vous, habituez-vous à avoir la tête nue ; ne mettez jamais de bonnet pour dormir, plus vos cheveux seront aérés, moins ils tomberont. Que de têtes chauves nous voyons aujourd'hui !

Mettez autour du cou, quand il fait très froid, un simple foulard pour empêcher l'action directe de l'air ; mais en tout autre circonstance, laissez l'air arriver autour du cou. Le meilleur préservatif contre les maux de gorge est de se couvrir le cou aussi peu que possible.

Vous porterez, comme je l'ai dit, des chemises de grosse toile ; si vous voulez suivre la mode et faire usage de chemises fines, cela deviendra insuffisant pour vous préserver du froid ; remplacez alors, par un gilet de grosse toile, le gilet de laine ou de flanelle que vous avez l'habitude de porter sur la peau.

Quant aux autres vêtements, chacun est libre.

Il est certain que l'on pas besoin de caleçon en été ; mais, quand l'hiver arrive, et que le pantalon simple ne suffit plus, on peut mettre des caleçons larges de toile. Avec des caleçons étroits en tricot de laine ou de coton, c'est à croire que

les jambes sont enfermées dans des camisoles de
force, l'air ne peut plus arriver sur la peau et
l'endurcir.

On peut porter l'hiver des bas de laine ; ici
la laine n'a pas les mêmes inconvénients que les
caleçons et les gilets de laine. Pour avoir les
pieds chauds, les bas de laine ne suffisent pas
toujours, il faut porter des chaussures larges,
parce les pieds n'étant pas serrés, la circulation
du sang se fera librement jusqu'aux extrémités
en y apportant une douce température ; de plus,
l'air qui se trouve entre le pied et la chaussure
est un grand préservatif du froid. Voilà comment
se vérifie le proverbe : Si vous avez froid aux
pieds, regardez si vos souliers ne sont pas trop
étroits.

Les vêtements ne devront jamais être collants ;
qu'ils soient plutôt larges, et que rien ne soit
serré autour du corps ; le sang circulera ainsi librement dans toutes les parties en lui communi-
quant sa chaleur ; de plus, l'air arrivera au contact de la peau et l'enveloppera d'une couche
préservatrice : ce sera, pour ainsi dire, un vêtement de plus, le meilleur, le plus sain.

Aux observations si justes de l'abbé Kneipp,
nous ajouterons que la respiration doit se faire
aussi bien par tous les pores de la peau que par la
bouche ; pour cette raison encore, il faut que l'air
enveloppe tout notre corps : l'homme, en un mot,
est une créature atmosphérique, il ne pourrait

vivre longtemps avec un vêtement imperméable.

Cependant, nous nous garantissons de l'air avec un tel acharnement que notre peau ne fonctionne plus et devient sensible au moindre courant d'air. Portons donc des vêtements larges pour que la peau puisse respirer librement et s'endurcir. Les anciens, sous ce rapport, nous étaient bien supérieurs ; leurs vêtements, au lieu d'être serrés, étaient amples et flottants.

Le corset est une mode détestable qui pénètre dans les campagnes. Il est ridicule de donner au corps humain une forme autre que celle qu'il a reçue de Dieu. Que ceux qui ont des oreilles pour entendre, entendent !

Bien des mères m'ont avoué que leurs maladies venaient de leur culte pour la mode, et de l'esprit du siècle. Mais où la mode ne mène-t-elle pas ? Autrefois, c'était la mode risible des paniers ; il y a quelque temps, on portait au bas du dos une bosse de chameau sur laquelle une paire de singes aurait tenu à l'aise ; aujourd'hui, on porte des manches qui font relever l'extrémité des épaules jusqu'à la hauteur des oreilles. Vu de dos, cela rappelle les chauves-souris aux ailes repliées.

Quant à ce détestable corset, il n'est bon qu'à empêcher la circulation du sang.

Le sang qui ne circule plus librement dans toutes les parties du corps s'appauvrit et se corrompt.

Le corset congestionne souvent la figure, lui donne des couleurs malsaines, et rougit quelque-fois le nez.

La vraie mode ne devrait-elle pas consister à se bien porter ? La beauté peut-elle aller sans la santé ?

Une femme bien portante ne sera-t-elle pas toujours supérieure, pour tous les devoirs qu'elle doit remplir, à une femme à la mode, il est vrai, mais maladive et anémique.

Si on voulait s'appliquer sérieusement à lais-ser de côté toutes ces fourrures, tous ces gilets de laine, ces cache-nez, en un mot, ces coutumes efféminées, pour s'endurcir quelque peu, on éprouverait un bien-être général et une force de résistance qui donneraient plus de gaieté à la vie.

Moyens de s'endurcir par l'eau. — Les formes sous lesquelles j'emploie l'eau, comme moyen de guérison, varient suivant les maladies. Les diffé-rents traitements sont si délicats qu'il est difficile de choisir l'un plutôt que l'autre, quand on n'a pas appris à connaître l'action de l'eau. Il est tou-jours dangereux de les employer sans la direction d'un médecin qui n'aura pas acquis chez moi la pratique de ma méthode.

Laissons donc là les différents traitements par l'eau froide, qui relèvent de la médecine, pour ne parler que des ablutions relatives à l'hygiène. Elle sont sans danger, avec les précautions que nous indiquons.

Petits et grands devraient en faire usage pour
s'endurcir. Si on se lavait tous les jours le corps
à l'eau froide, comme on se lave la figure et les
mains, on trouverait de grands avantages. L'eau
froide, voilà le grand moyen de conserver et
d'augmenter ses forces. Elle empêche les matières
malsaines de la peau de pénétrer dans le corps, elle
met le sang en circulation ; et s'il y a un remède
contre toutes les maladies, c'est l'eau, qui, comme
un gardien vigilant, interdit l'entrée de l'organisme à tout ce qui est nuisible.

Mais j'avertis sérieusement tout le monde
qu'il faut se modérer dans l'emploi de l'eau, qu'il
y a des précautions à prendre pour éviter de donner prise au froid, le grand ennemi de la nature.
Il est bon que l'emploi de l'eau se répande davantage et que son application devienne plus
douce, pleine d'égards. On l'applique malheureusement d'une façon trop rude et trop saisis-
sante dans bien des cas.

Mettez-vous en garde contre tout emploi de
l'eau qui serait trop fréquent, et ne vous imagi-
nez pas qu'il faut toujours être à la fontaine, et
faire des ablutions plusieurs fois par jour.

Beaucoup de personnes faibles s'imaginent
se donner des forces en se servant d'eau tout à
fait froide, c'est une erreur ; l'eau trop froide
saisit et cause un choc violent ; si cette impression se renouvelle souvent, il peut en résulter de
graves maladies et une grande surexcitation du

système nerveux. Voilà ce qu'on risque, surtout lorsqu'on fait usage de douches froides en sorte de pluie terrentielle qui enlève trop de chaleur à l'organisme.

Mais, que dirons-nous des douches qui sont données brutalement, à forte pression, comme cela arrive trop souvent! Les personnes les plus robustes ne peuvent les supporter longtemps ; leur système nerveux est vite ébranlé et leur santé compromise.

Ablutions. — Voici la manière de faire des ablutions. On prend une serviette que l'on plie trois ou quatre fois sur la largeur et quatre fois sur la longueur, comme les serviettes de table, et on la laisse tremper dans un bassin d'eau. On se déshabille ensuite promptement, en mettant ses vêtements à proximité, et on lave avec la serviette pleine d'eau, la poitrine, le ventre, les deux côtés du corps, le cou, les bras, les jambes.

Tout cela se fait facilement en passant la serviette d'une main dans l'autre ; on arrive ainsi à laver toutes les parties accessibles aux mains.

Comment faut-il laver le dos? Après avoir trempé de nouveau la serviette, on la déplie dans le sens de la longueur, on la passe derrière le dos, et, tenant une extrémité dans chaque main, on tire dans un sens, puis dans un autre, en montant et en descendant. On atteint de cette façon toutes les parties du dos ; du reste, chacun trouvera facilement le moyen le plus commode de faire ces ablutions[1].

L'ablution étant terminée, on remet, sans s'essuyer, les vêtements qui ont à peine eu le temps de se refroidir, et l'on se donne du mouvement jusqu'à ce que la peau soit sèche et réchauffée.

Si l'ablution est faite rapidement, avec méthode et précaution, l'eau qui reste sur le corps y développe une vapeur agréable et chaude qui soutire les principes malsains. Si l'on essuyait le corps, aucun de ces bons effets ne se produirait. C'est ici que nous recommandons surtout de faire usage de la toile ; la flanelle aurait le grand inconvénient de maintenir l'humidité de l'eau. Il en résulterait des rhumatismes.

L'ablution complète, quand il fait froid, doit être terminée en une minute, autrement elle pourrait être préjudiciable.

Quand il fait chaud, c'est-à-dire quand la température de la chambre est de 20 degrés environ, on peut faire durer l'ablution pendant deux à trois minutes. Quand on en a l'habitude, on fait cette ablution sans mouvements brusques, sans se presser, répandant peu d'eau autour de soi.

L'important est de ne pas frotter fort avec la serviette ; il faut, pour ainsi dire, la glisser sans friction, sans pression sur tout le corps.

---

1. Telle est l'ablution hygiénique indiquée par l'abbé Kneipp, dans son livre *Comment il faut vivre ?* dont nous recommandons une fois de plus la lecture.

« Quelle température doit avoir l'eau pour les
ablutions ? A ceux qui débutent, aux personnes
faibles, aux enfants, aux vieillards, et surtout aux
personnes nerveuses, Dieu sait si elles sont nombreuses !... je recommande de l'eau de 15 à 20
degrés environ : c'est à peu près la température
des rivières dans la bonne saison des bains ; c'est
également la température de l'eau qui a séjourné
quelque temps dans une chambre. L'été on se
servira de cette eau pour faire ses ablutions ; mais,
quand il fait froid, il faudra ajouter un peu d'eau
chaude pour arriver à la température indiquée ; à
cet effet, on se servira d'un bon thermomètre, car
rien n'est plus trompeur que la sensation de la
main[1].

« Il est bien entendu que cette ablution se fera
dans une chambre dont la température sera de
15 degrés au moins.

« Pour qu'il n'y ait pas de danger de refroidissement, on fera bien de commencer les ablutions
l'été, de les continuer l'automne, on s'habituera
ainsi peu à peu au refroidissement de la chambre
jusqu'à 15 degrés.

« Nous ne parlerons pas de l'emploi de l'eau

1. L'abbé Kneipp ne donne pas la température que doit avoir
l'eau pour les ablutions ; il dit seulement prenez de « l'eau
froide ». J'ai cru devoir préciser davantage : dans ces quelques
paragraphes, marqués par des guillemets, j'indique la température qui me paraît convenable et les précautions à prendre
pour que les commençants ne se refroidissent pas l'hiver. On
fera ensuite comme on voudra lorsqu'on sera endurci.

très froide pour les ablutions ; les médecins seuls
peuvent les ordonner ; quant à nous, nous l'avons
déjà dit, nous ne faisons que de l'hygiène. »

Telle est l'ablution que nous recommandons de
faire tous les jours : un litre d'eau et une serviette
suffisent et, pour toute l'opération, il ne faut que
quelques minutes.

On ne saurait trop recommander aux mères
qui veulent avoir des enfants robustes, de leur
faire des ablutions tous les jours ; leur sensibilité
pleureuse disparaîtrait bientôt, pour faire place à
une résistance plus grande aux maladies. Si les
enfants se lavaient tous les jours le corps comme
ils se lavent la figure, ils développeraient leurs
forces à la grande satisfaction des parents.

Si au contraire, la jeunesse est efféminée, les
passions et les maladies trouveront un terrain fer-
tile à leur développement. Il est donc bon que
chaque homme, du berceau à la tombe, ait l'eau
en honneur, et en fasse un usage convenable ; il
échapperait ainsi à bien des maladies, le fardeau
de la vie serait plus léger, et les maux de la
vieillesse deviendraient plus supportables.

CHAPITRE XIII

Les Microbes.

> « Les maladies contagieuses : rougeole, scarlatine, choléra,
> « fièvre typhoïde, etc., ne sont jamais spontanées, elles ont
> « pour origine un microbe spécial à chaque maladie. »
> PASTEUR.

Puisque les microbes sont à l'ordre du jour,
nous allons en dire un mot et nous verrons que
s'il y en a de mauvais, il s'en trouve aussi de
bons, tandis que d'autres sont classés parmi les
indifférents.

Les eaux de source les plus pures ne contiennent que des microbes indifférents. C'est dans les fleuves et dans les rivières ainsi que dans l'eau des pompes et des puits que les microbes dangereux se rencontrent. L'eau la plus claire et la plus limpide peut contenir tous les germes des maladies contagieuses.

On se contentait autrefois de faire l'analyse chimique de l'eau, et de rechercher quelles matières minérales elle tenait en dissolution : potasse, chaux, magnésie, acide carbonique, etc., etc.

Aujourd'hui, on va plus loin, on fait l'analyse microscopique de l'eau, et l'on peut dire si elle contient les microbes du choléra, de la fièvre typhoïde, etc.

Nous allons parler d'abord des microbes du choléra et de la fièvre typhoïde, que l'on gagne principalement par l'eau de boisson. Du reste, ce que nous aurons dit de ceux-ci pourra s'appliquer à tous les autres.

Le microbe du choléra est parfaitement connu, il a été découvert par Koch, en 1886, dans les marais du Gange, où cette maladie est en permanence. C'est de là que ce fléau se répand dans le monde entier, tantôt par voie maritime, tantôt par voie terrestre, c'est ce qu'on appelle le choléra asiatique.

Mais le choléra est dû aussi à la résurrection des microbes cholériques répandus sur le sol,

plusieurs années auparavant, demeurés latents
et que des conditions physiques et chimiques
encore inconnues ont réveillés de leur sommeil.

Ainsi, des germes d'une épidémie antérieure
ont été déposés dans le sol, autour des villes et
des villages, par l'intermédiaire des matières
fécales; ces microbes ne meurent pas dans la
terre, doués d'une grande force de résistance,
ils supportent très bien les alternatives d'humidité et de sécheresse, ainsi que les plus grands
froids.

Ils peuvent vivre et pulluler pendant des années, puis, à un moment donné, quand toutes
les circonstances leurs sont favorables, ils sont
entraînés par les pluies dans les rivières dont
nous buvons l'eau; ou bien remontant à la surface de la terre, ils sont entraînés dans l'air que
nous respirons, avec les poussières que le vent
soulève.

Mais que ces microbes soient aspirés ou avalés,
le résultat est le même. On admet aujourd'hui
que tous les microbes des maladies contagieuses
peuvent envahir l'organisme, en passant par les
poumons ou par l'estomac ; ainsi, on peut gagner
le choléra rien qu'en aspirant de l'air qui contient le germe cholérique. (Drs Brouardel, Proust,
Darembert.)

On appelle choléra endémique, ou, comme l'on
dit maintenant, choléra nostras, celui qui n'arrive pas de proche en proche d'Asie, mais qui

naît sur place, à la suite d'anciens germes qui se réveillent comme nous venons de le voir.

Le choléra endémique est moins dangereux que le choléra asiatique ; il s'est pour ainsi dire acclimaté.

Voici un curieux exemple de choléra endémique, qui n'a pas d'autre mode de propagation que l'air. En 1890, une épidémie violente de choléra se déclara à Puebla-de-Rugat, village d'Espagne, dans la province de Valence, et la maladie se propagea rapidement dans les environs. Les médecins constatèrent que le point de départ de l'épidémie était le cimetière où l'on avait enterré des cholériques cinq années auparavant, et où on venait de remuer un peu de terre pour faire un chemin.

La terre n'est donc pas le cimetière des microbes, comme on le pensait. On sait aujourd'hui que le sol est le grand fournisseur des germes qu'il livre tantôt à l'air, tantôt à l'eau.

Ce que nous disons du microbe cholérique s'applique exactement à celui de la fièvre typhoïde, qui fait bien plus de victimes, parce qu'il agit toujours et partout. Le choléra n'agit qu'à des époques indéterminées et par localités ; mais il continue à inspirer une grande terreur, parce qu'il foudroie les individus en quelques heures.

Nous avons vu comment les rivières ou les fleuves pouvaient s'infecter de maladies conta-

gieuses ; mais ce n'est pas tout : les microbes de
ces maladies ne remontent pas tous à la surface
du sol ; ils peuvent vivre profondément en terre
et être entraînés dans les eaux souterraines d'alimentation.

Enfin, nous savons tous que, dans les villages
et la plupart des villes, aucune fosse d'aisance
n'est citernée, et c'est là que l'on jette, sans les
avoir jamais désinfectées, les déjections des malades. Nous savons aussi que la fosse d'aisance
n'est jamais bien éloignée de la pompe ; je n'ai
pas besoin de vous dire les échanges qui se font
entre les deux !

Dans un grand nombre de pays, jamais on ne
fait la vidange des fosses ; une grande partie de
la matière passe par infiltration dans les nappes
d'eaux souterraines où nous allons puiser l'eau
d'alimentation ; et ne soyons pas rassurés si nous
avons une fosse plus ou moins étanche ; quand
l'eau de notre pompe n'est pas infectée par nous-
même, elle l'est par nos voisins.

Ces nappes d'eaux souterraines coulent généralement à travers du sable grossier, de la craie
ou de la roche fissurée ; or, les microbes sont si
petits, qu'on peut affirmer que partout où passe
l'eau le microbe passe aussi. Nous verrons combien il est difficile de s'en débarrasser, lorsque
nous parlerons des filtres.

Il n'est pas étonnant, d'après cela, que toutes
les eaux dans les villes et villages soient complè-

tement infectées, ni que la fièvre typhoïde soit
en permanence dans certaines localités. On ne
peut oublier l'accident à la suite duquel la famille
d'un docteur de Pierrefonds a été décimée, pour
avoir fait usage de l'eau d'un puits qui avait été
infectée par une fosse d'aisance située à une grande
distance. (Rapport du Dr Brouardel.)

Nous n'avons parlé, jusqu'à présent, que du
choléra et de la fièvre typhoïde qui se propagent
surtout par l'eau de boisson ; disons un mot de
la tuberculose dont on trouve également le germe
dans l'eau, mais dont la propagation se fait généralement par l'air.

De toutes les maladies, la tuberculose est la
plus terrible.

Savez-vous bien qu'en France, sur six personnes il en meurt une de la tuberculose !

Sur les 850 mille décès qui se produisent
chaque année en France, plus de 140 mille sont
occasionnés par la tuberculose ! Et ce nombre au
lieu de diminuer va en s'accroissant ! Il n'est
presque pas de famille qui ne lui paye un douloureux tribut. Toutes les maladies contagieuses
réunies (typhoïde, variole, scarlatine, rougeole,
diphtérie, choléra) ne détruisent pas la moitié
autant d'hommes. (Dr Armaingaud.)

Dans les grandes villes, la mortalité par la
tuberculose est encore plus considérable.

A Paris, où la statistique est établie d'une manière très sérieuse, sur 54 mille décès qui ont

lieu chaque année, 12 mille environ sont occasionnés par la tuberculose.

C'est, par conséquent, plus d'une personne sur
cinq !

Voilà des chiffres terrifiants, qui étonneront
bien des personnes ; c'est que l'on croit généralement que le microbe de la tuberculose n'attaque que les poumons, tandis que, tout au contraire, ce microbe peut envahir tous nos organes
et s'y multiplier. Quand il envahit les enveloppes
des méninges, il crée la méningite tuberculeuse ; est-il dans l'intestin, c'est l'entérite tuberculeuse ; dans les poumons, c'est la phtisie pul-
monaire, etc.

Mais ce n'est pas tout, les expériences du docteur
Villemin prouvent que certaines tumeurs osseuses
et articulaires, que les scrofules (vulgairement
écrouelles), que les abcès froids, etc., sont remplis de ces mêmes microbes.

Les rois de France avaient jadis le privilège
de la guérison des écrouelles par l'imposition
des mains, « Le roi te touche, Dieu te guérisse, »
disait saint Louis. Louis XVI est le dernier roi
qui fit des guérisons, mais combien peu. C'est la
foi qui sauve, et la foi disparaissait. Voltaire !
On sait que Louis XVIII n'osa jamais tenter l'expérience, il eut toujours peur de ne pas réussir.

J'ai déjà dit que la tuberculose est très commune chez le bœuf et surtout chez la vache, et
que la température des viandes rôties ne suffit

pas toujours pour les rendre inoffensives. C'est
là, d'après les médecins, une cause fréquente de
la propagation de cette terrible maladie.

Avis aux buveurs de lait cru et aux amateurs
de biftecks saignants.

Mais la cause principale de propagation est le
crachat que le phtisique jette à terre. Ce crachat plein de microbes se déssèche, se réduit en
poussière et se répand dans l'air, où il est
absorbé par les poumons. C'est pour cette raison qu'il se faut méfier de la cohabitation avec
le phtisique. Le crachat, voilà l'ennemi ; et le
crachoir fermé, fréquemment nettoyé à l'eau
bouillante, voilà un excellent préservatif de la
tuberculose.

A Paris, il est maintenant interdit de cracher
dans les voitures publiques ; c'est le commencement de la sagesse. La ville de Sydney, en Aus-
tralie, fait mieux : elle inflige une amende de 25
francs à toute personne coupable d'avoir craché
dans la rue. A La Haye, comme je vantais la
propreté de la ville devant un Hollandais, il me
répondit : « Jamais vous ne verrez un des nôtres
cracher dans la rue ; c'est à cette mauvaise habitude que nous reconnaissons le Français qui
passe. »

Donnons maintenant la parole au Dr Dujardin-
Beaumetz :

« Aujourd'hui, dit ce docteur, il est bien démontré que le point capital pour combattre la phti-

sie est de ne pas laisser mijoter le malade dans
un espace clos, obligé de respirer un air cent fois
ruminé, et il recommande, avec les médecins les
plus célèbres, de laisser les fenêtres entr'ouvertes
jour et nuit. C'est là une pratique sans danger,
à la condition de prendre quelques précautions[1],
il faut s'y habituer peu à peu et s'enhardir dans
cette voie nouvelle sans supprimer les autres
moyens thérapeutiques. »

Disons maintenant un mot d'un microbe bien
curieux, du microbe de la malaria ou fièvre
intermittente, que le Dr Laveran vient de découvrir. (Voir les comptes rendus du Congrès de
Budapest, 1894.)

Les microbes, suivant leur nature, attaquent
des organes différents ; les uns envahissent la
gorge, les autres la poitrine, d'autres les intestins, etc.

Les microbes de la malaria donnent la préférence aux globules du sang ; là ils se développent avec rapidité, et ils sont si petits que chaque goutte de sang peut en contenir un nombre
considérable.

Il suffit d'injecter à une personne saine une
goutte de sang d'un homme atteint de la malaria pour lui donner des accès de fièvre.

Le grand ennemi de ces microbes, c'est le sulfate de quinine ; après chaque dose bien admi-
nistrée de ce médicament, leur nombre diminue

1. Pour les précautions à observer, voir le chapitre IX.

peu à peu et ils disparaissent complètement avec la fièvre qu'ils avaient provoquée.

C'est dans l'eau stagnante de certains lacs, ou dans celle des rivières dont le courant est lent, que pullulent les microbes de la fièvre. On les rencontre aussi dans certains terrains remplis de détritus organiques, et la mortalité devient très grande parmi les ouvriers qui remuent ces terres.

Ils sont peu redoutables pendant le jour ; mais dès que le soleil se couche, ils s'élèvent avec le brouillard et deviennent dangereux ; aussi est-il prudent, lorsqu'on habite ces contrées, de fermer les fenêtres avant le coucher du soleil.

Nous avons vu, près de Rome, les marais Pontins si tristement célèbres, d'où s'élèvent vers le soir des vapeurs empoisonnées. Les habitants, redoutant la fièvre, ne s'y aventurent que dans le milieu de la journée ; le soir ils se sauvent vers les collines. Là, ils sont à l'abri de tout danger, car ces brouillards ne montent jamais bien haut.

M'étant un jour attardé dans ces parages malsains, je fus pris d'une fièvre des plus violentes et je revins presque mourant à Paris. C'est par de fortes doses de quinine que mon médecin put me sauver.

Quand vous irez dans le pays des fièvres, n'oubliez pas d'emporter des doses de quinine, et faites-les préparer par un bon pharmacien ; car rien n'est plus souvent falsifié que ce précieux médicament. On s'étonne ensuite que les remèdes prescrits par les médecins ne produisent aucun effet sur les malades[1].

Nous ne parlerons pas des autres microbes infectieux, tels que ceux du tétanos, du charbon, de la diphtérie, tout ce que nous venons de dire leur est applicable.

En résumé, c'est la terre qui est le foyer d'entretien et de propagation de tous ces microbes, c'est dans la terre qu'ils reprennent leur vigueur, leur virulence ; c'est de là qu'ils gagnent les rivières, les nappes d'eaux souterraines, ou qu'ils se répandent dans l'air avec les poussières ; aussi ne voit-on pas sans crainte déverser dans les environs des villes, les eaux d'égouts, les matières fécales, en un mot, toutes les ordures et poussières. C'est cependant le système employé à Paris, qui de toutes les capitales a le plus de maladies infectieuses.

A ce propos, voici l'avis que M. Pasteur a exprimé, il y a déjà longtemps, devant le Conseil d'hygiène de Paris.

« Il faut que, par tous les moyens aujourd'hui en notre pouvoir, l'hygiène se préoccupe de détruire les germes des maladies contagieuses qui déciment la population parisienne, ou d'annihiler leurs funestes influences. Or, que propose-t-on ? On propose, non de les conduire à la mer où ils ne pourraient plus nuire ; mais de les accu-

1. Voir l'appendice : *les Drogues*.

muler sur des champs situés aux portes de la grande ville. »

Il est vrai que nous pouvons absorber, sans danger, un grand nombre des microbes les plus dangereux ; ils peuvent rester longtemps à l'état latent dans notre corps, sans qu'aucune maladie se déclare, si toutefois nous sommes assez forts pour lutter contre l'envahisseur ; mais aussitôt que le terrain devient favorable, aussitôt que notre organisme s'affaiblit, ces microbes se réveillent et prennent le dessus.

C'est ainsi que l'on voit les maladies contagieuses se déclarer avec le plus d'intensité chez les personnes qui sont dans la misère, et chez celles qui font des excès de tous genres. C'est ainsi que l'on voit la fièvre typhoïde se déclarer chez les jeunes gens affaiblis par le surmenage.

Les microbes et la glace. — Contrairement à une croyance populaire, la congélation ne purifie pas l'eau. Certains microbes, il est vrai, ne résistent pas à la congélation ; mais d'autres, et notamment ceux de la fièvre typhoïde, du choléra, de la tuberculose, y résistent fort bien.

Les Drs Roux et James Carder, de New-York, citent des cas de diarrhées, de fièvres typhoïdes et de choléra, qui ne peuvent être attribués à d'autres causes qu'à l'emploi de la glace recueillie sur les rivières, les réservoirs et les lacs situés dans les villes.

Voici maintenant l'opinion de M. Pasteur :

« Toute eau impropre à la boisson ne doit pas servir à la préparation de la glace pour la consommation directe. Les microbes pathogènes résistent presque tous à des températures même très basses. »

Le Dr Miquel, après avoir soumis à une basse température des blocs de glace vieux d'une année, constate que le froid est peu redoutable à la majeure partie des microbes.

Enfin, MM. Raoul Pictet et Yung, de Genève, ont pu soumettre pendant 36 heures, à une température de 100 degrés au-dessous de zéro, un bloc de glace sans pouvoir arriver à détruire tous les microbes.

Défions-nous donc toujours de la glace que l'ont met dans la boisson pour la rafraîchir, les microbes ne sont qu'engourdis, et à mesure que la glace fond dans le verre ou dans la bouche, ils se réveillent pour notre plus grand dommage :

L'animal engourdi sent à peine le chaud,
Que l'âme lui revient avecque sa colère.

Les microbes et l'eau bouillante. — Nous avons déjà dit qu'on peut faire bouillir l'eau pendant des heures entières sans détruire tous les microbes qu'elle contient : pour la stériliser, comme l'on dit maintenant, il faut la faire bouillir à 120 degrés dans des appareils spéciaux appelés autoclaves ; mais l'ébullition à vase ouvert suffit pour tuer tous les microbes dangereux, ceux qui restent sont tout à fait inoffensifs. Ainsi, les microbes du choléra, de la fièvre typhoïde, de la tuberculose, sont détruits à la température de 100 degrés.

L'ébullition de l'eau est donc un mode parfait de la rendre inoffensive, un excellent moyen de se préserver des maladies contagieuses.

L'eau bouillie a le désagrément d'être fade et trouble, par suite de la perte du gaz qu'elle tenait en dissolution, mais on peut remédier à ces deux inconvénients. Pour cela, il faut laisser refroidir l'eau dans le vase où elle a bouilli, ensuite enlever l'écume qui surnage, et transvaser l'eau avec précaution dans une carafe pour ne pas y introduire le dépôt. En agitant la carafe, qu'on a soin de ne pas remplir, on restitue à l'eau la plus grande partie de l'air que l'ébullition lui avait enlevée, sans rien lui ôter des qualités qu'elle a acquises, et elle retrouve en grande partie sa saveur.

Il est important de se servir de vases parfaitement propres, le goût de l'eau bouillie provenant toujours de ce que la propreté n'est pas suffisante. Les casseroles en fer émaillé et en porcelaine sont les meilleures pour l'ébullition de l'eau ; il est bon de ne les employer qu'à cet usage.

L'eau bouillie ne se conservant pas plus que l'eau naturelle, doit être préparée tous les jours. Il ne faut pas oublier que l'eau qui sert à la con-

fection de la cuisine, au lavage des mains, de la
figure, de la bouche, doit être aussi bien purifiée
que l'eau de boisson, puisque nous absorbons
tout ce qui sort de la cuisine, et que nous tou-
chons nos aliments avec nos mains. Toutes ces
précautions sont surtout indispensables en cas
d'épidémie.

Le beurre et les microbes. — Voilà, enfin, une
substance à l'abri des microbes dangereux ; aucun
d'eux ne peut vivre dans le beurre ; mais pourquoi certaines ménagères mettent-elles de l'eau
sur le beurre sous prétexte de le conserver ?

Tant que le beurre est exposé à l'air, les
microbes qui s'y déposent avec la poussière ne se
propagent que difficilement, parce qu'ils sont
empêtrés sur sa surface collante ; mais il n'en est
plus de même dès qu'on ajoute de l'eau, ils se
meuvent alors librement sur toute la surface et
se trouvent dans les conditions les plus favorables
à leur développement. Ils sont là comme des animaux en pâture et pourront, dans de telles conditions, produire jusqu'à cinquante générations par
jour ! C'est le plus beau résultat que l'on puisse
obtenir dans l'élevage du microbe. Que nous
sommes loin des insectes éphémérides qui naissent et meurent le même jour, après avoir produit
une seule génération !

C'est ainsi que l'eau entre promptement en
putréfaction, corrompant le beurre qu'elle devait
conserver.

On arriverait à un meilleur résultat en se servant d'eau saturée de sel, c'est-à-dire contenant 350 grammes de sel par litre ; mais, ce serait trop demander. On n'habituera jamais une cuisinière à mesurer de l'eau et à peser du sel[1].

Les bons microbes. — Nous n'avons parlé jusqu'à présent que des mauvais microbes, mais il y en a de bons, heureusement, et ils sont nombreux ; seulement, on parle moins des bons, n'est-ce pas toujours ainsi ? Eh bien ! les bons microbes nous rendent les plus grands services, il s'en trouve même parmi eux qui livrent une guerre acharnée aux microbes nos ennemis. Grâce aux bons microbes, nous avons encore d'heureux jours. C'est à nous de les connaître, de les encourager et de les diriger dans la bonne voie.

Mais, ce qui peut arriver de plus heureux, c'est de voir les mauvais microbes se battre entre eux et se détruire. C'est ainsi que le microbe de l'érysipèle lutte contre celui de la tuberculose ; pendant que les méchants se battent, les bons sont tranquilles. Parlons donc des bons microbes, et d'abord de ceux qui nous permettent de faire le pain et le vin, c'est-à-dire des microbes de la fermentation (levûre)[2].

1. Pour conserver longtemps le beurre, on le tasse dans un pot et on verse dessus de l'eau saturée de sel après l'avoir fait bouillir et l'avoir laissé refroidir.

2. « Que les progrès de la science fassent du microbe de la fermentation une plante ou un animal, ce n'en est pas moins un être vivant qui respire, se nourrit et modifie tout autour de lui. » (Pasteur.)

Mélangés à la pâte du pain, pendant sa fabrication, ces microbes se multiplient avec rapidité et produisent une véritable fermentation alcoolique, dégageant autour d'eux de l'alcool et de l'acide carbonique. Ce gaz, par sa force d'expansion, soulève la pâte en une infinité de points pour former les yeux de la mie.

Lorsque le pain est suffisamment levé, on le met au four ; là, sous l'influence de la chaleur, l'alcool et l'acide carbonique s'évaporent et le pain se solidifie en restant spongieux.

Ce sont des microbes analogues qui produisent l'acide carbonique, qui fera mousser le vin de Champagne. D'où viennent-ils ? Ils pullulent sur le raisin même lorsqu'il est mûr.

Prenez une grappe de raisin ; tant que la pelure restera intacte, le raisin se conservera sans aucune altération ; mais dès que les grains seront écrasés, les microbes qui se trouvaient à sa surface se mélangeront au jus et la fermentation commencera pour produire le vin avec son bouquet[1].

Voilà bien un excellent microbe, qui change le jus de raisin en vin : lui seul, parmi tous les microbes, peut produire ce phénomène, et le plus grand chimiste, avec tous ses réactifs, ne pourrait y parvenir, pour le moment du moins. Mais le mauvais microbe n'est pas loin, qui transformerait le vin en vinaigre si on le laissait faire.

1. Voir l'appendice B : *Bouquet des vins.*

Ce dernier microbe (*mycoderma aceti*) deviendra bon à son tour, quand on voudra faire du vinaigre avec du vin de peu de valeur, encore est-il utile d'écarter tous les autres microbes pour avoir du vinaigre pur.

Quand le vinaigre n'est pas fait avec soin, on y découvre avec une forte loupe des myriades de petites anguilles fort répugnantes. Eh bien ! avant les travaux de M. Pasteur, l'ignorance était telle qu'on regardait ces anguilles comme nécessaires à la fabrication du vinaigre, tandis qu'en réalité elles y sont très nuisibles On s'en débarrasse aujourd'hui pour ne laisser au contact du vin que le seul microbe qui puisse produire la fermentation acétique.

Nous venons de reconnaître deux fermentations successives pour la production du vin et du vinaigre, mais ce n'est qu'un commencement, et lorsque le jus de raisin reste exposé à l'air, les fermentations se suivent avec rapidité, jusqu'à ce que la matière végétale retourne par une décomposition continue à l'état minéral.

« C'est ainsi qu'après leur mort, toutes les matières végétales ou animales sont décomposées en leurs éléments les plus simples, par des fermentations successives auxquelles concourent d'innombrables espèces de microbes. Et ces éléments rendus à la nature entrent incessamment dans de nouvelles combinaisons pour reconstituer la matière. » (Pasteur.)

Sans ces myriades de microbes qui font ainsi disparaître les plantes et les animaux après leur mort, la terre serait bientôt encombrée et deviendrait inhabitable.

Mais, chose curieuse, s'il existe un nombre infini de microbes qui décomposent toutes les matières organiques pour restituer leurs éléments à la nature, il s'en trouve qui prennent à la nature ces mêmes éléments pour reconstituer certaines matières. Nous en donnerons un exemple remarquable.

M. Berthelot a découvert que les racines des plantes légumineuses sont habitées par d'innombrables légions de microbes, que l'on peut considérer comme les collaborateurs de notre agriculture ; en effet, ces microbes absorbent l'azote de l'air et fournissent à la plante légumineuse cet élément qui lui est indispensable. C'est ainsi qu'ils contribuent à faire de ces légumes (pois, haricots, etc.), un aliment azoté aussi nourrissant que la viande[1].

Tels sont, parmi les microbes utiles, les derniers découverts. L'agriculture saura en tirer profit.

Dernier mot sur les microbes en 1897. — On a trouvé actuellement presque tous les microbes des maladies contagieuses : choléra, fièvre typhoïde, diphtérie, phtisie, etc.

Pasteur découvre le microbe de l'infection

---

1. Berthelot, Académie des Sciences, 7 novembre 1894.

purulente qui corrompt les plaies mal soignées
et qui faisait autrefois tant de victimes dans les
hôpitaux.

Le Dr Davaine découvre le microbe du charbon,
et Pasteur, peu de temps après, le vaccin qui
préserve de cette maladie des milliers de bestiaux.

Le Dr Lavéran découvre le microbe de la malaria (fièvre intermittente ou paludéenne). C'est
au Congrès tenu à Budapest en 1894 qu'il fait
part de cette curieuse découverte.

C'est à ce même Congrès que le docteur Roux
fait connaître le vaccin de la diphtérie et les
succès qu'il obtient dans le traitement de cette
maladie [1].

On connaît également le microbe de l'influenza :
il fut inoculé à des singes qui eurent cette maladie
comme de véritables personnes.

Aurait-on trouvé aussi le microbe de la coqueluche? Le fait est qu'un chien, inoculé avec la
culture de ce microbe, fut pris de quintes de toux
qui durèrent pendant six semaines.

Enfin, on connaît le microbe qui fait tomber
les cheveux et rend les têtes chauves avant l'âge,
telles les larves de hannetons font mourir les

1. La découverte du vaccin de la diphtérie a moins d'importance depuis que l'on sait guérir et même prévenir cette maladie par l'emploi du pétrole (méthode du Dr Larcher). Ce traitement qui donne les plus beaux résultats a déjà fait ses
preuves depuis bien des années.

gazons en rongeant leurs racines. Voilà le dernier microbe malfaisant découvert en 1897.

Non seulement on connaît aujourd'hui les microbes de toute⸱ les maladies contagieuses, mais
aussi leurs mœurs, le milieu où ils se plaisent,
et au contraire ce qui leur nuit, ce qui les détruit.
Ils vivent autour de nous, dans l'air, dans la terre,
dans l'eau, en attendant le moment où ils trouveront dans l'espèce humaine un terrain favorable pour se développer.

Ainsi se trouve vérifiée chaque jour cette affirmation de Pasteur, que nous avons rappelée en
tête de ce chapitre : « Les maladies contagieuses
ne sont pas spontanées, elles ont pour origine un
microbe spécial à chaque maladie. »

Mais pour être juste envers tout le monde, il
faut reconnaître que c'est en Allemagne que l'on
étudie le plus aujourd'hui les maladies contagieuses. C'est le Dʳ Koch, de Berlin, qui a découvert les microbes du choléra et de la tuberculose,
et ce sont ses élèves qui ont trouvé les microbes
de la diphtérie, de la fièvre typhoïde, de l'érysipèle, du tétanos, etc.

Le Dʳ Koch pensa un jour avoir trouvé le
vaccin de la tuberculose, et déjà l'on faisait grand
bruit de cette découverte ; s'il s'est trompé, s'il a
été trop prompt dans ses affirmations, il n'en
reste pas moins un grand savant. Pasteur aussi
s'est trompé quelquefois.

Beaucoup de personnes triomphèrent de la mésaventure du Dr Koch : c'était un tort ; combien d'existences déjà sauvées, s'il avait réussi ! La découverte du vaccin de la tuberculose sera pour l'humanité un plus grand bienfait que la découverte du vaccin de la variole, faite par le Dr Jenner, il y a cent ans.

Cependant la découverte de Koch, la tuberculine, pour l'appeler par son nom, ne reste pas sans application, et, si elle ne peut nous guérir de la maladie, elle peut nous en préserver. En effet, elle permet de reconnaître les animaux malades de la tuberculose. On emploie aujourd'hui couramment la tuberculine pour reconnaître les bœufs et les vaches malades, soit dans les abattoirs, soit dans les étables.

Nous ne saurions mieux terminer ce chapitre, que par le résumé d'une conférence faite en Sorbonne, par le Dr Granger, ayant pour titre :

Pasteur et la médecine contemporaine. — Autrefois, il était admis qu'une plaie devait suppurer d'un « pus louable », aujourd'hui un bon chirurgien ne connaît ni l'érysipèle, ni le pus, ni l'infection purulente qui faisaient de si nombreuses victimes, et bientôt on ne connaîtra plus le tétanos.

Avant les travaux de Pasteur, la mort était si fréquente, si fatale après certaines opérations, que l'Académie déclarait que c'était un crime de les tenter ; aujourd'hui, on fait toutes ces opérations, et c'est par milliers qu'il faut compter les existences sauvées.

L'ouverture du ventre, qu'on n'osait faire autrefois, se fait journellement ; on retire les intestins, on opère la partie malade, on remet tout en place, on coud, et, quelques jours après, il n'y paraît plus[1]. Mais, outre l'habileté du chirurgien, il faut, pour la réussite de ces opérations graves, une propreté absolue, « *scientifique* ».

Voici la description d'une nouvelle salle d'opérations où l'on a mis en pratique toutes les données de Pasteur :

« Voyez cette simplicité, cette nudité de la salle, des murs, et du lit de misère (table d'opération qui est placée devant l'opérateur). Pas de corniches, pas d'ornements, pas de coins, rien en un mot qui puisse donner asile à la poussière. Tout est peint, verni en couleur claire et propre, d'une propreté stricte, chirurgicale ; les nombreux instruments dont va se servir le chirurgien, notamment les pinces, brillent dans des plateaux

---

1. L'important, pour cette opération, est de n'avoir point de distraction. Un chirurgien fort distrait s'aperçut un jour, après avoir cousu le ventre, qu'il y avait oublié son éponge : découdre, prendre l'objet et recoudre, fut l'affaire d'un instant. C'est à une charmante actrice de l'Opéra-Comique que l'aventure arriva ; elle ne s'en porte pas plus mal.

L'ouverture du ventre est maintenant très facile, trop facile même ; c'est un jeu d'enfant : voilà pourquoi les spécialistes en la matière abondent. Il serait souvent préférable qu'il en fût autrement. Un récent procès nous apprend que cette opération est pratiquée d'une façon abusive et qu'elle permet toutes les malhonnêtetés. Enfin, l'ouverture abdominale est une véritable mine d'or pour beaucoup de chirurgiens.

de métal, à travers les liquides antiseptiques dans lesquels ils sont constamment plongés. Les bras des aides et de l'opérateur, nus jusqu'aux coudes, sont, eux aussi, plongés par intervalles dans les liquides antiseptiques. Le moins de linge possible, linge passé à l'étuve et soumis à une haute température qui a préalablement tué tous les microbes. Pas de curieux inutiles autour de l'opérateur et du patient; l'air, le jour, tout cela antiseptié, stérilisé; défense même aux aides de mettre leurs mains dans leurs poches pendant tout le temps que dure l'opération, pour n'y point ramasser de microbes. Défense enfin de tousser, de se moucher, presque de parler. Le silence est antiseptique. »

Il est presque inutile maintenant de donner la raison de ces précautions minutieuses : depuis Pasteur, on reconnaît que les suppurations, les inflammations, les accidents de toute nature, consécutifs des opérations, que l'on attribuait jadis à l'opération elle-même, ne sont produits que par les microbes suspendus dans les poussières de l'air, déposés sur les mains, sur les linges et sur les instruments, et pénétrant ainsi dans les plaies.

Autrefois, dans les maternités, sévissait l'infection puerpérale qui, en temps ordinaire, donnait 10 pour 100 de mortalité sur les femmes en couches. En temps d'épidémie, presque toutes les accouchées mouraient.

Aujourd'hui, il n'y a plus d'épidémie et la

mortalité est tombée au-dessous de 1 pour 100.
Et pourquoi?

Parce que l'on connaît le microbe de la contagion, et qu'on sait l'écarter par une propreté
rigoureuse.

Il en était de même pour les hôpitaux d'enfants, rendez-vous de toutes les maladies contagieuses. Là, les enfants mouraient, non de la
maladie qu'ils apportaient, mais de celles qu'ils
y prenaient. Eh bien! on a changé tout cela par
l'application des règles de Pasteur pour empêcher
la contagion. La cause principale de cette contagion, la poussière, est, sinon supprimée, du moins
considérablement amoindrie.

Là, comme précédemment, rien d'inutile;
point de tapis, point de rideaux aux fenêtres ni
aux lits, autour desquels l'air circule librement
et largement, sans refuge possible pour l'odieux
microbe... Là, le plumeau est proscrit, qui fait
voltiger la poussière dans l'air; on lave à l'éponge
ou au linge mouillé, le parquet, les meubles et les
murs de faïence vernie,... et tout est désinfecté
soit par l'eau bouillante, soit par les antiseptiques.

Quels progrès! Aussi M. Brouardel a-t-il dit au
Congrès d'hygiène de 1889 : « La plus formidable
des révolutions qui, depuis trente siècles, ait
secoué jusque dans ses fondements la science médicale, est d'un homme étranger à la corporation... de Pasteur. »

Écoutons aussi le Dr Grancher :

« Lorsque, dans un millier d'années, vers l'an 2900, un médecin parlera aux jeunes générations, ses élèves, de la marche et de l'évolution de la médecine, il citera avant tous les autres ces deux noms immortels : Hippocrate et Pasteur. »

Et dire qu'il y a encore des médecins qui nient le microbe et qui prennent en pitié les travaux de Pasteur et de ses élèves !...

Plaignons ces médecins, qui ont des yeux pour ne pas voir ! Plaignons encore plus leurs malades !!

Conclusions. — Nous avons dit souvent combien il est important de supprimer chez soi la poussière, et nous en avons indiqué les moyens ; mais, c'est surtout pendant les maladies qu'il faut redoubler de précautions.

Nous savons, en effet, que toutes les maladies où l'on crache : la phtisie, la coqueluche, la rougeole, la diphtérie, etc., se transmettent par l'expectoration desséchée et réduite en poussière. C'est pour cette raison que les crachats doivent toujours être reçus dans des crachoirs contenant un liquide que l'on vide chaque jour dans le feu. Jamais ils ne devront être déversés sur les fumiers, ni dans les cours ou jardins. Enfin, les crachoirs doivent être nettoyés chaque jour à l'eau bouillante.

Mais le principe contagieux de toutes ces maladies se trouve aussi dans les déjections, soit qu'il provienne directement d'une affection de l'intestin, soit qu'il vienne des crachats avalés par les malades; très fréquemment ceux-ci, atteints de diarrhées, souillent leurs linges et créent autour d'eux une source d'infection contre laquelle il importe de se mettre en garde.

La meilleure manière de désinfecter une chambre où a séjourné un malade est, pensons-nous, de placer au milieu de cette chambre une assiette et d'y brûler du soufre.

On aura soin, pendant la combustion, de tenir hermétiquement fermées portes et fenêtres de la chambre ; enfin, on renouvellera cette fumigation plusieurs fois de suite, à des intervalles de douze heures.

On fera passer à l'étuve, sous pression, tous les linges et literies; en un mot, par tous les moyens possibles, on fera la guerre aux microbes, qui imprègnent les tapis, les couvertures, les édredons...

Enfin, n'oublions pas que le microbe a la vie dure, qu'il conserve longtemps sa virulence; déjà nous en avons donné des exemples, en voici encore un qui nous est personnel.

Ma pauvre femme, atteinte d'une angine diphtérique qui avait nécessité la trachéotomie, succombait le 6 août 1880. Après sa mort, on détruisit les objets qui lui avaient servi pendant sa maladie, on désinfecta la chambre; mais on se contenta de battre les couvertures et de les renfermer dans une armoire où se trouvaient déjà des fourrures fortement saupoudrées de camphre. Les véritables antiseptiques et les étuves n'étaient pas encore usités en ce moment.

Or, plus de deux années après, le 11 décembre 1882, ma fille ouvrit cette armoire, et, examinant les fourrures de sa mère, porta un manchon à ses lèvres. Le 13 du même mois, la diphtérie se déclarait et faisait des progrès rapides. C'est grâce aux soins dévoués du Dr Larcher que je n'eus pas un second malheur à déplorer.

Ce sont ces tristes événements qui m'ont déterminé à étudier les microbes et à vous les faire connaître.

Un ennemi que l'on connaît est moins redoutable qu'un ennemi inconnu ; surtout quand on a à sa disposition des armes pour le combattre.

Nous allons maintenant nous occuper des microbes de l'eau, voir comment ils s'y propagent, et étudier les moyens de s'en débarasser.

CHAPITRE XIV

Histoire d'une Eau de Source.

L'eau pure d'une source. — L'eau qui court. — L'eau qui dort. — L'eau de mer. — L'eau d'une carafe. — L'eau des réservoirs. — Maladies engendrées par les mauvais filtres.

« L'eau qui dort est pire que l'eau qui court. »

Voilà un proverbe qui est tout à fait vrai, l'eau se corrompt aussitôt qu'elle cesse de couler. Le fait est connu depuis longtemps, mais la cause restait inconnue.

M. Pasteur, à qui nous sommes redevables de si belles découvertes sur les microbes, n'a jamais cherché à évaluer le nombre des microbes qu'une eau peut contenir.

Il s'est borné à dire, dans une note communiquée à l'Académie des Sciences, en 1878, que les eaux de sources sont dépourvues de microbes, et que les eaux de rivières en contiennent beaucoup dans une goutte ; mais, depuis cette époque, la question a fait bien des progrès, et on est parvenu à en préciser le nombre.

S'il est vrai que certaines sources sont dépourvues de microbes à un moment de l'année, elles
peuvent en contenir à d'autres époques. C'est
l'été qu'elles en contiennent le moins, au moment
des sécheresses.

Pour expliquer ce fait, il faut admettre que la
terre, qui, en temps normal, épure d'une façon
satisfaisante l'eau venue de la surface du sol,
devient insuffisante pour la filtrer à l'époque des
grandes pluies ; c'est pour la même raison que
les nappes souterraines, où l'on va puiser l'eau
par les pompes, sont moins pures l'hiver.

C'est donc l'été que les sources sont le plus
pures.

Quant à l'eau de rivière, elle est aussi mauvaise
l'été que l'hiver. On considère comme très pure
une eau qui ne contient qu'une cinquantaine de
microbes par centimètre cube [1]. En buvant à la
source même un verre de cette eau excellente,
on pourra bien avaler un millier de microbes,
mais ils se digèreront dans l'estomac comme de
bons petits poissons. Ce sont des microbes indifférents, qui ne font jamais mal s'ils ne sont pas

---

1. On considère comme très pure une eau qui contient 10 à
100 microbes par centimètre cube ; comme pure, une eau qui
en contient de 100 à 1,000 ; comme médiocre, une eau de 1,000 à
10,000, et comme mauvaise, toute eau qui renferme plus de
10,000 microbes. Il est bien entendu qu'il s'agit de microbes
inoffensifs, car un seul microbe pathogène peut rendre l'eau
dangereuse. (*Analyse bactériologique des eaux*, par le docteur
Miquel.)

trop nombreux. Tant que cette eau court, les microbes ne se propagent que péniblement ; mais
aussitôt que la vitesse du courant diminue, le
nombre des microbes devient déjà plus grand, et
ils se multiplient avec une rapidité incroyable dès
que l'eau devient stagnante, dès qu'elle dort.

Rien donc de plus vrai que le proverbe cité
plus haut.

Voici une expérience fort curieuse qui a été
faite, en mai 1887, aux eaux de la Vanne ; les plus
pures de celles qui alimentent Paris (Dr Miquel).

L'eau prise à la source, et mise dans une carafe,
donne :

	TEMPÉRA-TURE	MICROBES PAR CENT. CUBE
Immédiatement. . . .	16 degrés	48
Un jour après	20 —	38,000
Deux jours après. . .	21 —	125,000
Trois jours après. . .	22 —	590,000

Et cependant, si on examine par transparence
l'eau où les microbes se sont multipliés avec
tant de rapidité, rien ne fait présager le degré
d'infection qu'elle a atteint. La limpidité de l'eau
n'est donc pas une preuve de sa pureté. Ces
microbes jouissent, en effet, d'une propriété remarquable ; ils sont presque tous incolores, et
ce n'est qu'en les colorant par différentes teintu-
res qu'on peut les reconnaître et les compter. Les
uns ont un faible pour les couleurs d'aniline,
d'autres pour la fuchsine, etc.

Ce phénomène d'accroissement si rapide des microbes est général pour toutes les sources, dès qu'on les emprisonne, dès que l'on change la manière d'être de l'eau.

Nous venons de voir que la température exerce une grande influence sur l'infection de l'eau ; cependant, les microbes se multiplient dans l'eau la plus froide ; ainsi, dès qu'un morceau de glace entre en fusion, les microbes qui s'y trouvaient emprisonnés commencent à pulluler, quoique l'on maintienne l'eau fondue à une température de zéro degré.

L'eau de mer ne fait pas exception à la règle ; voici une des nombreuses expériences faites par le Dr Miquel, le 17 novembre 1887 :

Après avoir puisé de l'eau de mer à plusieurs kilomètres de la côte, et l'avoir mise dans un flacon entouré de glace, pour la maintenir constamment à zéro degré, il trouva, au commencement de l'expérience, 150 microbes par centimètre cube. Après le quatrième jour, la même eau, toujours liquide à zéro degré, contenait 1750 microbes.

Qu'aurait-ce été, si l'eau de mer avait eu une température favorable à la multiplication des microbes ?... Cette expérience a été faite en même temps que celle ci-dessous.

Une portion de la même eau fut immédiatement élevée à 20 degrés, et constamment maintenue à cette température. Le quatrième jour, elle conte-

naît le chiffre fantastique de plusieurs millions
de microbes par centimètre cube.

L'on voit donc que le sel contenu dans l'eau de
mer ne s'oppose pas à la multiplication des
microbes ; il est même prouvé que, dans une
certaine proportion, le sel, comme le sucre en
dissolution dans l'eau, est favorable à cette multiplication. L'eau ne devient tout à fait incor-
ruptible que lorsqu'elle est saturée de sel, c'est-
à-dire, lorsqu'elle en contient 36 pour 100 ; or,
l'eau de mer n'en possède que 3 pour 100[1].
Mais revenons au bord de notre source :

« Cette source formait divers ruisseaux qui,
coulant avec un doux murmure, semblaient se
jouer dans la campagne. Les uns roulaient leurs
eaux claires avec rapidité ; d'autres avaient une
eau paisible et dormante ; d'autres, par de longs
détours, revenaient sur leurs pas comme pour
remonter vers leur source, et semblaient ne pouvoir quitter ces bords enchantés. » (Fénelon.)

Hélas ! le bonheur de ces ruisseaux ne sera plus
de longue durée ; condamnés à alimenter une
ville, plus jamais ils ne verront le jour. Captés
à leur source même, ils sont conduits par des
aqueducs dans d'immenses réservoirs. Là, leur
eau devient stagnante et reste longtemps avant

---

1. L'eau de mer ne contient réellement que 2,50 pour 100 de
sel pur ou chlorure de sodium, et 0,50 pour 100 de sels de magnésie, de chaux, etc. ; ce qui fait 3 pour 100 pour tous les sels.
C'est là une moyenne.

d'être complètement renouvelée ; nous savons ce qui en résulte : immédiatement cette eau est livrée à la multitude des microbes qui naissent, meurent et tombent au fond du réservoir, où ils ne tardent pas à former des dessous fangeux, donnant naissance à une nouvelle multitude de microbes qui remontent constamment à la surface. On a beau nettoyer de temps à autre, il reste toujours quelque trace de cette bouc, cause de corruption.

Du réservoir, l'eau se ramifie à l'infini et arrive à domicile, où on la reçoit généralement sur de mauvais filtres. C'est là qu'elle va se gâter tout à fait.

Ces filtres, fabriqués en grand par l'industrie, sont toujours mal soignés ; les pierres filtrantes sont trop poreuses ; de plus, elles sont mal soudées aux parois ; enfin, on ne se contente pas d'une simple pierre filtrante, on y ajoute encore du noir animal, voire même des éponges et du feutre qui entrent bientôt en putréfaction.

Ah ! voilà des filtres à travers lesquels l'eau passe toujours avec la plus grande facilité ; ils peuvent marcher des années sans s'arrêter ; aussi ne pense-t-on jamais à les nettoyer. D'ailleurs, on est complètement rassuré ; n'a-t-on pas mis dans son filtre un peu de noir animal ou quelques braises qui doivent pour toujours purifier l'eau ? Nous verrons plus loin ce qu'il faut penser de cette purification par le noir animal.

13

Nous savons que l'eau de source très pure, mise dans une carafe, se corrompt d'elle-même du jour au lendemain, ou, en d'autres termes, que l'auto-infection est rapide : de quelle nature sera donc l'eau à la sortie du filtre en question ?

Ce ne sont plus des milliers de microbes que l'on comptera dans un verre d'eau ; mais des milliards, auxquels il faut ajouter toutes leurs sécrétions, qui ne valent guère mieux, et ces microbes qui n'étaient pas dangereux, pris en petite quantité, le deviendront quand leur nombre sera aussi considérable.

C'est ainsi qu'on s'habitue à boire de l'eau de plus en plus corrompue, jusqu'au moment où, pour une cause ou pour une autre, l'infection ne peut plus être tolérée, on prend alors des fièvres putrides de toutes sortes, ou des maladies d'intestins qui ressemblent à s'y méprendre au choléra ou à la fièvre typhoïde.

Est-il, possible, maintenant, de reconnaître en cette eau, d'un goût douceâtre et marécageux, l'eau limpide, fraîche et pétillante que nous avons bue à la source il y a quelques jours ?

Voilà pour les eaux de sources. Que dirons-nous des eaux de rivières que l'on distribue dans la plupart des villes, ou de l'eau de pompe que l'on va puiser dans la première nappe d'eau souterraine[1].

1. La première nappe d'eau souterraine est presque toujours souillée par les fosses d'aisance ou par l'infiltration des ordures répandues sur le sol. Les sources provenant des nappes d'eau profondes sont généralement d'une grande pureté.

Avec ces eaux, on ne propage pas seulement
des maladies ayant quelque ressemblance avec le
choléra ou la fièvre typhoïde, mais on propage
ces maladies elles-mêmes et bien d'autres encore,
telles que le charbon, les furoncles ou clous, la
gangrène, la fièvre purulente, la fièvre aphteuse,
etc.; de là, la nécessité d'avoir de bons filtres
pour se mettre à l'abri d'un grand nombre de ces
maladies.

Heureux ceux qui ont chez eux, ou à proximité,
une source d'eau vive: c'est là un trésor qu'on
doit surveiller avec soin pour en écarter toute
cause d'infection; car on ne peut trouver un
breuvage aussi salubre et aussi agréable.

La bonne eau de source ne devrait jamais être
filtrée, même quand elle a passé par les réservoirs; en effet, nous allons voir combien il est
difficile de purifier l'eau avec les meilleurs filtres.
Mais à Paris, où l'on substitue, sans crier gare,
l'eau de Seine à l'eau de source, on doit prendre
beaucoup plus de précautions.

CHAPITRE XV

Filtres.

Deux moyens peuvent être employés pour se garantir des microbes répandus dans les eaux :

1° On peut les retenir par filtration ;

2° On peut encore les détruire par l'action d'une chaleur suffisamment élevée.

Déjà nous avons parlé de la purification de l'eau par l'ébullition[1], nous parlerons maintenant de la purification par les filtres.

Tous les filtres en grès, gravier, sable, laine,

1. Chapitre XIII.

éponge, s'usent et s'encrassent rapidement sans
arrêter les microbes ; il est difficile, sinon
impossible, de les nettoyer ; ils s'imprègnent des
matières impures contenues dans l'eau, et deviennent, après peu de temps, de véritables foyers
d'infection.

Un bon filtre doit être d'une construction simple, facile à surveiller, à nettoyer ; il doit être
pour ainsi dire, d'une seule pièce, sans joints ni
parties vissées ; une fente, si petite qu'elle soit,
laisse passer le microbe. Enfin, un bon filtre ne
doit contenir ni matière organique, ni matière
métallique, toujours promptes à se corrompre ou
à s'oxyder.

Les meilleurs matières, qu'on ait trouvées
jusqu'à présent pour filtrer l'eau, sont la porcelaine dégourdie et l'amiante :

« Le filtrage par la porcelaine est le seul qui
puisse s'opposer d'une façon efficace à la transmission par l'eau des maladies épidémiques. »
(Pasteur.)

Tel est le filtre en usage, depuis peu d'années,
dans quelques laboratoires de chimistes.

Si, comme le dit M. Pasteur, la porcelaine ne
laisse pas passer les microbes pathogènes, cependant elle n'oppose pas une barrière infranchissable à certaines espèces de microbes indifférents,
d'une petitesse extrême, qui corrompent bientôt
l'eau filtrée si elle n'est renouvelée tous les
jours.

Le filtre en porcelaine, par la finesse de ses pores, retient la plus grande partie des impuretés sur ses parois, et il suffit d'une brosse pour les nettoyer facilement ; mais par cela même qu'il fonctionne bien, il laisse passer peu d'eau. C'est pour remédier à cet inconvénient que quelques fabricants eurent l'idée de visser ces filtres sur les conduites même de l'eau, pour faire agir sous pression.

M. Chamberlan est l'inventeur d'un de ces systèmes, et M. Pasteur s'est sans doute trop pressé de recommander l'invention de son élève.

Il est, en effet, reconnu aujourd'hui que ce filtre a de grands inconvénients, et il est loin d'avoir l'approbation de célèbres médecins[1].

On obtient, il est vrai, au moyen des filtres sous pression, une plus grande quantité d'eau ; mais c'est aux dépens de sa qualité.

Ajoutons qu'il se produit des coups de bélier, chaque fois qu'on ferme les robinets sur toute la longueur du tuyau ; ces secousses répétées ont pour résultat de faire passer le microbe dangereux.

Il ne faut pas oublier non plus que ces petits filtres, en forme de bougie, sont des instruments fragiles et compliqués. Quand ils filtrent de l'eau malpropre comme celle de la Seine et de la plupart

1. Voir l'ouvrage des Drs Polin et Labit sur les aliments suspects, et le rapport de M. A. Gauthier, Académie des Sciences, du 1er mai 1894.

des rivières, et même de l'eau de source qui a
séjourné dans les réservoirs ; ils doivent être
nettoyés tous les jours, et il faut faire cette opération avec le plus grand soin pour ne pas fêler
ces bougies si fragiles, et pour rendre les joints
parfaits. En un mot, les filtres de cette nature
devraient être sous la surveillance d'un garçon de
laboratoire.

Que dirons-nous de ces batteries de bougies
filtrantes, enfermées dans des caisses en fonte,
destinées à filtrer l'eau en grande quantité : leurs
inconvénients ont été maintes fois constatés et
proclamés. En effet, rien n'est plus compliqué
ni plus difficile à nettoyer. Il suffit d'un joint
mal fait, ou d'une fissure imperceptible, pour
compromettre la pureté de l'eau : ces filtres ne
peuvent inspirer grande confiance.

Arago disait : L'eau, comme la femme de
César, doit être à l'abri de tout soupçon.

Il disait aussi que le filtrage de l'eau en grande
quantité est un problème aussi difficile à résou-
dre que celui de la quadrature du cercle.

Le sable, qui est la meilleure substance pour
filtrer beaucoup d'eau, a également bien des
défauts : quand le filtre commence à fonctionner,
l'eau passe en abondance, mais elle est trouble ;
ensuite une couche vaseuse se répandant peu à peu
sur la surface, il se forme, pour ainsi dire, un
second filtre dont l'épaisseur va en augmentant
par les dépôts successifs.

Il en résulte que la quantité d'eau filtrée va
en diminuant à mesure qu'elle devient de plus en
plus claire, et c'est lorsqu'elle est d'une limpidité parfaite que son débit devient insuffisant.
Le nettoyage du filtre devient alors indispensable, et les choses recommencent comme précédemment. Tel est le cercle vicieux d'où on ne peut
sortir.

Il en résulte que le nettoyage doit être fait souvent ; aussi voit-on fréquemment, avec ces sortes
de filtres, une eau trouble succéder brusquement
à une eau limpide.

Le filtrage de l'eau de rivière sur le sable
est donc inefficace ; cependant, il constitue une
grande amélioration lorsqu'il est fait avec soin.

On le voit, il est impossible d'imiter le filtrage
de l'eau qui se fait naturellement par la terre :
encore faut-il, pour qu'une source soit pure,
qu'elle provienne d'une nappe d'eau profonde.

La source qui jaillit d'une grande profondeur
reste claire et fraîche en toute saison et son débit
varie peu. Il n'en est pas de même de toutes les
sources qui alimentent Paris. Ainsi, l'eau de
l'Avre qu'on distribue dans mon quartier est
trouble pendant la saison des pluies, elle n'est
réellement claire que pendant les sécheresses de
l'été ; mais alors son débit devenant insuffisant,
on nous met au régime de l'eau de Seine. Comment va-t-on capter de pareilles sources pour
une alimentation publique ?

Puisque le filtrage de l'eau en grande quantité est un problème insoluble, on doit tourner la difficulté, et filtrer l'eau en détail. Il faut que chaque ménage possède un bon filtre pour l'eau nécessaire à sa consommation.

On trouve maintenant dans le commerce des filtres en porcelaine et en amiante; ils ont la forme de pots à fleurs. Nous nous en servons depuis longtemps et nous pouvons dire qu'ils donnent le meilleur résultat; mais voici l'opinion de M. Gautier, qui vaut mieux[1] :

« Pour la filtration des eaux de boisson, dit-il, les filtres en amiante sont de précieux instruments, surtout ceux à pâte dure. Ils laissent passer l'eau lentement, sans secousse, sans pression, c'est-à-dire dans les meilleures conditions. La filtration qui atteint une trop grande rapidité n'est obtenue, dans les filtres de toute nature, qu'aux dépens d'une purification moins parfaite de l'eau qui traverse. (*Comptes rendus de l'Académie des Sciences, 18 décembre 1893.*)

L'observation microscopique a démontré que les pores de ce filtre ne dépassent pas $\frac{1}{5000}$ de millimètre de diamètre; ces trous sont beaucoup plus petits et plus réguliers que ceux que présentent les filtres en porcelaine.

Mais il ne faudrait pas admettre que les filtres

1. Armand Gautier, professeur de chimie à la Faculté de Médecine de Paris, membre de l'Académie de Médecine.

en porcelaine d'amiante opposent aux microbes
une barrière infranchissable. En effet, on voit
des microbes tellement petits qu'on pourrait en
mettre 5.000 les uns à côté des autres sans dépasser la longueur d'un millimètre. Ils ne sont
donc pas trop gros pour traverser les filtres en
amiante, et à plus forte raison les filtres en porcelaine.

Ces microbes, récemment découverts par
M. Gautier, sont les plus petits qu'on connaisse ;
ils passent à travers les filtres, envahissent l'eau
et la corrompent en peu de temps par leur
nombre ; il semble, en effet, que plus ils sont
petits et plus ils se multiplient rapidement. Certains microbes peuvent produire cinquante générations par jour.

Il faut donc, pour avoir une eau suffisamment
pure, nettoyer les filtres tous les jours.

Peut-on franchement reprocher à un filtre le
besoin d'être lavé souvent ? N'a-t-on pas l'habitude de nettoyer tous les jours, et même plusieurs
fois par jour, divers objets de ménage : assiettes,
carafes, verres, etc., etc.

Les mauvais filtres seuls jouissent du triste
privilège de n'avoir jamais besoin d'être nettoyés : tout passe à travers.

Les filtres en porcelaine, et surtout ceux en
amiante, que nous recommandons, ne sont pas
plus difficiles à laver qu'une soupière ; un coup
de brosse pratiqué dans un bassin d'eau fera dis-

paraître tout dépôt. On trouve en effet tous les matins, au fond du filtre, une certaine quantité d'eau glaireuse où les microbes pullulent en quantité considérable ; si on n'enlevait pas ce dépôt tous les jours, l'eau qui sortirait du filtre serait bientôt plus impure que celle qu'on y met.

Enfin, tâchons de mettre en pratique « la propreté scientifique » dont nous avons parlé ; c'est principalement pour les filtres qu'il est utile de l'observer.

Et lorsqu'on aura pris toutes ces précautions, sera-t-on sûr d'avoir une eau pure ? Malheureusement non.

Si les meilleurs filtres peuvent arrêter les corps en suspension, ils ne peuvent rien contre les matières en dissolution, toutes passent à travers.

Or, l'eau ne contient pas seulement des sels minéraux en dissolution, elle contient également des substances organiques, sécrétées par les microbes, c'est ce qu'on appelle les toxines (poisons).

Pour s'en débarrasser, on a essayé différentes substances chimiques ; mais jusqu'à présent elles n'ont donné aucun bon résultat. Elles sont d'ailleurs d'un emploi difficile et dangereux.

Nous ne parlerons que du noir animal qui, par ses propriétés absorbantes, agit chimiquement.

Filtre de noir animal. — Le noir animal s'obtient par la calcination des os. Lorsque la chaleur

leur a donné l'apparence du charbon de bois, on les étouffe et on les réduit en poudre.

Le noir animal a la propriété d'absorber les gaz et les substances fermentescibles qui sont en dissolution dans l'eau ; mais il ne possède ces propriétés que lorsqu'il est récemment étouffé. S'il est exposé à l'air, pendant un espace de temps même très court, il est susceptible de s'en saturer comme il se sature des autres gaz, et pour cette raison il perd ses propriétés absorbantes.

Enfin, le noir animal, lorsqu'il est ancien, communique à l'eau un mauvais goût provenant des odeurs qu'il a absorbées dans les magasins.

Un filtre composé de bon noir animal désaère l'eau tout en absorbant les gaz et les matières fermentescibles en dissolution ; mais ses propriétés chimiques sont vite épuisées. Dès lors, il pourra filtrer l'eau mécaniquement en retenant les matières en suspension : mais sous ce rapport, il sera bien inférieur au sable, qui ne se corrompt jamais.

Il n'en est pas de même du noir animal qui est une matière organique, il se décompose dès qu'il a perdu ses propriétés absorbantes, et les substances qu'il a absorbées entrent elles-mêmes en putréfaction : il en résulte qu'après un temps plus ou moins long, le noir animal corrompt toujours l'eau qu'il est chargé de purifier.

Quand on fera usage de noir animal, il faudra toujours s'assurer de sa qualité, et le remplacer

aussitôt qu'il sera saturé. Non seulement le noir
animal a la propriété d'absorber les matières
putrescibles en dissolution, mais il peut encore
décolorer certains liquides ; cette dernière propriété permet de se rendre compte de sa qualité.

Il suffit de mettre quelques grammes de bon
noir animal dans un verre de vin et de remuer
de temps en temps ; après quelques heures, en
versant le tout sur un filtre en papier, le vin passera incolore[1], mais le noir qui a opéré cette
décoloration est complètement épuisé ; il faudra
le revivifier pour lui rendre une partie de ses
propriétés absorbantes.

On fera toujours usage de noir animal en
petits grains ; son pouvoir décolorant ou absorbant est beaucoup plus grand que celui du noir
en poudre fine. En résumé, on doit se servir du
noir animal de fabrication récente, et vérifier fréquemment s'il conserve ses propriétés absorbantes. Enfin, il faut que le noir animal soit en
quantité suffisante, et que l'eau le traverse lentement, sans suivre de fausses voies, etc., etc.

Ces filtres, pour être bons, doivent remplir de

1. Dans les industries où l'on fait un grand usage de noir
animal, et principalement dans les fabriques de sucre et les
raffineries, il est de la plus grande importance de connaître la
valeur du noir.

Ici, pour les essais, on emploie de l'eau colorée avec du ca-
ramel, et non plus du vin. M. Payen a inventé un appareil (dé-
colorimètre), qui permet de classer les noirs d'après leur pouvoir décolorant et absorbant

si nombreuses conditions qu'on peut affirmer que
la plupart ne valent rien, et qu'ils ne tarderont
pas à devenir eux-mêmes des foyers d'infection.

C'est encore ici qu'il faudrait un domestique
soigneux, possédant les qualités de garçon de
laboratoire, pour surveiller ces filtres et renouveler le charbon en temps voulu. Pour toutes ces
raisons, on n'emploie plus guère le noir animal
pour la purification de l'eau.

Nous avons déjà vu qu'il est impossible de
détruire complètement les microbes de l'eau en
la faisant bouillir : on ne peut non plus se débarrasser entièrement de ceux-ci par un bon filtrage.
L'important est que les microbes qui restent
dans l'eau bouillie ou filtrée soient indifférents.

Cependant, l'eau bouillie offre beaucoup plus
de sécurité que l'eau filtrée.

Nous avons déjà dit qu'on ne pouvait trouver
de l'eau pure qu'à la source même ; cela est vrai,
pourvu toutefois que la source provienne d'une
nappe profonde, qu'elle soit éloignée de toute
habitation et que, dans les environs, il y ait une
zone de protection qui ne recevra ni fumiers
d'aucune sorte, ni les eaux corrompues de l'industrie.

C'est pour avoir négligé ces précautions que
l'eau si pure de la Vanne a été infectée, et qu'elle
a communiqué la fièvre typhoïde à Sens et à Paris,
en janvier 1894.

A Sens comme à Paris, l'épidémie ne s'est

produite que dans les quartiers alimentés par les
eaux de la Vanne. Tous les autres restèrent
indemmes. Nous pourrions citer d'autres exemples
analogues sur l'infection des sources, mais nous
nous en tiendrons à ce seul exemple qui est le
plus récent.

(Voir les conclusions de MM. Brouardel, Dujardin-Beaumetz, Gautier et Vallin, ayant pour
objet la protection des sources d'alimentation à
l'origine même. — Académie de Médecine,
séance du 1ᵉʳ mai 1894.)

CHAPITRE XVI

Les Exercices.

La rouille de la Machine humaine. — Rhumatismes. — Goutte. — Diabète. — Albuminerie. — Obésité. — Trop de recette, pas assez de dépense. — La vie est une lutte. — Différents exercices pour combattre ces maladies. — L'exercice conserve la jeunesse. — Doit-on faire de l'exercice après les repas?

Les exercices jouant un rôle très important dans l'hygiène, il faut bien que nous en disions un mot. Comme nous avons fait beaucoup d'exercices et que nous en faisons encore, nous pouvons en parler en connaissance de cause.

La locomotive se rouille, se ronge et se détériore plus sous le hangar que sous la pression de la vapeur: il en est de même de la machine humaine.

Pour la machine humaine, la rouille c'est l'ankylose des articulations, les rhumatismes, la goutte, etc., etc., et l'homme inactif en arrivera bientôt à ne plus pouvoir ramasser un mouchoir de poche sans se donner un tour de reins.

Mais il y a autre chose pour celui qui mange trop et n'use pas assez. Là, la nourriture qui n'est pas dépensée peut être décomposée et rejetée par les urines sous forme de sucre (diabète) ou sous forme de matière azotée (albuminerie) ; enfin, cette nourriture peut encore se transformer en graisse et produire l'obésité. L'excès de la recette sur la dépense est alors facile à constater.

L'obésité, la goutte, la gravelle, le diabète, etc., ont un principe commun déjà depuis longtemps entrevu, mais que les travaux du Dr Bouchard ont mis en vive lumière. Ces maladies qui sont, pour ainsi dire, de la même famille, alternent souvent chez le même individu ; elles ont pour cause commune un défaut dans la nutrition [1].

Les facteurs et les ouvriers des champs n'ont jamais aucune de ces maladies parce que, menant une vie active en plein air, ils digèrent, assimilent et usent parfaitement bien leur nourriture.

Nous allons parler de quelques exercices propres à prévenir les maladies engendrées par l'inactivité et à repousser l'invasion de la graisse. La vie est une lutte !

Posons d'abord en principe que tout exercice qui n'est pas fait en plein air perd une partie de sa valeur.

Nous ne dirons rien de la marche que tout le monde doit faire le plus possible tous les jours.

---

1. Bouchard. *Maladies par ralentissement de nutrition.*

C'est là un exercice des plus salutaires, il est vrai, mais il n'est pas suffisant.

Les exercices violents, tels que les courses prolongées, les assauts répétés, etc., conviennent aux hommes forts, aux professionnels ; mais ils ne tarderaient pas à entraîner des palpitations déréglées du cœur et l'essoufflement des poumons chez les sujets délicats, si nombreux en cette fin de siècle.

Aussi, déplorons-nous tous ces concours, toutes ces luttes entre collèges, où l'émulation et l'amour-propre sont en jeu ; ils ne peuvent produire que de fort mauvais résultats.

Il ne faut aux jeunes gens que des exercices doux, modérés, gradués, des exercices incapables de nuire au système nerveux, déjà si surmené par les études.

L'escrime est un excellent exercice : ce qu'il y a de mauvais ce sont les salles d'armes, presque toujours exiguës, mal aérées, poussiéreuses. Et c'est au milieu d'un nuage de poussière soulevé par les appels du pied, que l'on s'escrime, que l'on respire. Rien de plus mauvais pour les poumons.

L'escrime, pour rester salutaire, doit se faire avec modération et en plein air, ou, en cas de mauvais temps, dans un endroit abrité et bien aéré.

Ajoutons qu'il est indispensable de s'habituer à tirer alternativement des deux mains. Dans de telles conditions, rien n'est meilleur que l'escrime pour les constitutions affaiblies, les individus prédisposés à la phtisie, enfin pour tous les sujets qui ont besoin de se fortifier et de s'endurcir.

On ne devrait jamais abandonner cet exercice si attrayant qui donne le coup de fouet à la circulation. J'ai fait des armes avec mes enfants et j'en fais maintenant avec mes petits-enfants.

Le jeu de paume. — C'était jadis le jeu de prédilection de nos rois ou plutôt de leurs fils ; il est maintenant délaissé et remplacé par le tennis, sport fort à la mode aujourd'hui, mais qui est loin de valoir le premier. Quand ce noble jeu français sera renouvelé des Anglais et qu'il nous reviendra avec un nouveau nom, il sera alors ultra-select et adopté par la bonne société. Tel est le jeu de Golf, retour d'Angleterre en ce moment. Nous avons joué à ce jeu il y a 30 ans, seulement on l'appelait alors jeu de choulette du nom de la balle en bois que l'on lançait avec un long bâton ferré.

Le jeu de paume rend souple, adroit, léger, il fait respirer et transpirer en plein air ; rien de mieux.

La bicyclette — est un excellent exercice, à la condition de se tenir droit et de ne pas en abuser : mais, me direz-vous, il en est de même de tous les exercices ! — Non.

La bicyclette est si agréable, si passionnante, me dit un amateur ; elle est si légère, si facile à

diriger qu'on sent le besoin d'aller vite, toujours
plus vite, et l'on s'emballe pendant des heures
sans y penser. L'on voit même des jeunes gens
qui, pour aller encore plus vite et plus loin,
font usage des excitants les plus énergiques. Ils
croquent, chemin faisant, des dragées de kola et
de coca comprimées, qui, d'après les prospectus,
décuplent les forces.

Les courses faites dans de pareilles conditions ne peuvent procurer un sommeil répara-
teur ni fortifier, au contraire.

On augmente ses forces peu à peu par des
exercices gradués ; mais on ne peut les créer par
des drogues ou par des boissons excitantes. Nous
avons tous une certaine quantité de forces à utiliser dans un moment donné, mais si, par une
surexcitation quelconque, nous en dépensons trop
aujourd'hui, nous en aurons moins à dépenser
demain.

En agissant ainsi, on fait comme le rentier qui,
en une année, dépense plus que ses revenus
et escompte ceux de l'année suivante : il se
ruine.

Maintenant, il est facile de constater que tous
les vélocipédistes ou presque tous, voulant aller
très vite, ont la plus mauvaise tenue sur leur
bicyclette.

Le corps penché en avant, ils ressemblent
aux jockeys sur leurs chevaux de courses.

C'est là une position fort nuisible pour le

cœur et les poumons : cette mauvaise tenue,
loin de développer le corps, courbe le dos et
étrique la poitrine.

Les enfants, pensons-nous, ne devraient pas
commencer la bicyclette avant quinze ou seize
ans ; de plus, on ne doit pas les perdre de vue,
car cet exercice est trop entraînant et l'enfant
ne sait pas se modérer. Si au surmenage intel-
lectuel il ajoute le surmenage physique, il brûle,
comme l'on dit vulgairement, la chandelle par
les deux bouts. C'est alors que l'on voit apparaître les battements de cœur, l'insomnie et la
névrose que l'on voulait justement combattre.

Nous terminerons en recommandant, encore
une fois, de se tenir droit sur la bicyclette, de ne
pas chercher à imiter les fameux *recordmen* dans
leurs luttes de vitesse, *couvrant* tant de kilomètres en tant de secondes : à choses nouvelles,
mots nouveaux.

Équitation. — Il est inutile de dire tout le
bien que l'on peut retirer de cet exercice, c'est
là une chose connue de tout le monde ; cependant
l'équitation ne convient pas aux personnes qui
ont quelques organes malades. Il peut en résulter des palpitations de cœur, des points de côté
insupportables, etc.

Il y a des médecins qui préconisent la promenade à cheval pour combattre la maladie de poitrine et qui, d'après leur expression, ne craignent
pas de voir *la phtisie galoper.*

Ils ont tort : nous avons connu des poitrinaires qui crachaient le sang chaque fois qu'ils montaient à cheval. Cependant, ceux qui sont prédisposés à la phtisie se trouveront bien de l'exercice modéré du cheval. Il est bien entendu que, pour ces délicats, on choisira un beau temps. Le trot, par ses secousses répétées, est quelquefois dur. Le galop, généralement doux, lui, est favorable : il fait pénétrer, dit le Dr Monin, jusqu'au fin fond de la poitrine l'air pur, le vrai, le seul aliment des poumons.

Mais nous ne pouvons parler ici de tous les exercices, ils sont trop nombreux ; nous nous contentons d'exposer les principes généraux, que nous appliquons à quelques-uns de ces exercices. Pour le reste, nous conseillons la lecture des ouvrages spéciaux. Les meilleurs sont ceux du Dr Lagrange :

1° *Physiologie des exercices du corps.* — Ouvrage couronné par l'Académie des Sciences et par l'Académie de Médecine ;

2° *L'Hygiène de l'exercice chez les enfants et les jeunes gens.* — Ouvrage couronné par le Ministère de l'Instruction publique ;

3° *La Médication par l'exercice.*

Ce dernier ouvrage, du Dr Lagrange, est d'une grande valeur scientifique [1].

---

1. Voir aussi la *Gymnastique et les exercices d'assouplissement de chambre*, par Schreber, et *la Santé par les exercices*, par le Dr Monin.

L'important est de faire tous les jours des exercices en les variant autant que possible, pour
faire fonctionner en son entier le système muscu-
laire. Si l'on ne fait ces exercices que de temps
en temps, on éprouve à chaque reprise de nouvelles fatigues ; si, au contraire, on reste entraîné,
on pourra les continuer jusqu'à un âge avancé,
restant souple, alerte et bien portant.

L'exercice conserve les forces, disent les Anglais. Le fait est que les Anglais s'exercent
beaucoup. Lorsqu'on se promène à Hyde Park,
on est étonné de rencontrer un grand nombre de
vieillards montant encore à cheval. Voilà ce
qu'on ne voit jamais au Bois de Boulogne.

Le seul vieillard qu'on y voyait autrefois était
Lesseps.

Pour arriver à leur maximum de force, les
muscles doivent travailler souvent, progressive-
ment, avec petite tension ; ainsi, par exemple, on
retirera plus de profit à faire un certain nombre
de mouvements avec des haltères légers, qu'à
exécuter la moitié de ces mouvements avec des
haltères deux fois plus lourds. Telle est la règle
qu'il faut observer pour tous les exercices.

Les efforts excessifs sont inutiles, ils peuvent
même devenir nuisibles. Laissons donc aux acro-
bates tous leurs tours de force bons à se casser
les reins.

Doit-on faire de l'exercice après le repas ? Les
uns disent oui, les autres disent non. Nous dirons

qu'après le repas, il convient de faire de l'exercice, mais un exercice modéré. Cependant certaines personnes ne peuvent se livrer à aucun exercice si modéré qu'il soit et veulent rester tranquilles ; il y en a même qui ont alors besoin d'un léger sommeil, Thiers était de ceux-là. Mais ces effets se produisent souvent lorsqu'on a trop bien dîné ; absorbé par une digestion laborieuse, on devient incapable de faire le moindre mouvement et l'on s'endort. En général, il faut combattre cette paresse.

Plutarque, traduit par Amyot, résume parfaitement bien cette question.

« Après le dîner, que l'on se promène à l'ayse tout bellement, et non que l'on s'escrime. »

C'est dans le même sens que le Dr Chamel disait : « On digère autant avec ses jambes qu'avec son estomac. »

Ainsi la marche, qui est le type de l'exercice doux, convient très bien après le dîner.

En cette circonstance, et en bien d'autres encore, le billard est un exercice des plus utiles. Tel qui ne pourrait se promener pendant une demi-heure à la campagne, fera cinq ou six kilomètres autour de son tapis vert, poussant des billes d'ivoire. C'est que ce jeu a beaucoup d'attrait. Il convient surtout aux vieillards : il aiguise leur appétit avant le dîner, et après il aide à leur digestion et leur prépare une bonne nuit. A cet âge, il ne faut rien négliger.

Appétit, bonne digestion et sommeil, c'est à
ces trois choses que nous reconnaîtrons que les
exercices nous conviennent et que nous n'en
avons pas dépassé la limite.

CHAPITRE XVII

Conclusions.

Nous avons vu que la chose la plus importante en hygiène, c'est l'air pur. Nous savons que l'air confiné dans une chambre s'altère de lui-même, comme l'eau stagnante. Nous savons enfin que, pour les lieux habités, il y a une autre cause d'altération : ce sont les produits de la respiration et de la transpiration.

Pour ces raisons, l'air doit continuellement se renouveler, toujours circuler, et nous avons donné le moyen de ventiler les chambres continuellement et sans danger, le jour comme la nuit, pendant la plus grande partie de l'année.

« Ouvrez les fenêtres, c'est la santé qui entre. »

Nous avons appelé l'attention sur les calorifères qui, tous, dégagent de l'oxyde de carbone, poison énergique même à dose infinitésimale, et nous avons dit que, s'ils peuvent être employés pour les vestibules, ils doivent être proscrits impitoyablement des chambres à coucher. Imitons en cela nos vieux parents, qui jamais ne faisaient de feu dans leurs chambres à coucher.

Mais le poison que nous dégageons autour de nous et la chaleur lourde des calorifères ne sont pas les seules causes de débilité; il faut y joindre certaines habitudes que nous prenons trop facilement et qui nous amollissent de plus en plus : les vêtements trop chauds, les lits trop mous surchargés d'édredons. Nous en arrivons ainsi à être tellement sensibles au froid, que nous ne pouvons plus supporter le moindre courant d'air sans nous enrhumer.

C'est ainsi que les enfants des villes, privés d'air et de soleil, et tenus la majeure partie du temps dans des chambres mal ventilées, se débilitent de plus en plus, et que leur organisme devient un terrain favorable à la culture des microbes qui voltigent autour de nous.

C'est surtout dans les collèges, où l'on ignore complètement les règles de l'hygiène, que les élèves arrivent promptement à cette anémie, maladie fin de siècle. Là, outre les mauvaises conditions hygiéniques que nous venons d'indiquer et de bien d'autres que nous ne pouvons énumérer, il y a encore le surmenage. Et c'est dans ces collèges que nous enfermons nos enfants dès l'âge de huit à neuf ans. Nous devrions au moins attendre qu'ils aient une douzaine d'années avant de les emprisonner complètement. Le mal ne serait pas aussi grand.

Est-il maintenant étonnant que la race humaine aille en s'affaiblissant en France!...

La meilleure manière d'éviter les maladies est encore de bien vivre, c'est-à-dire de se fortifier par une saine hygiène qui mette notre organisme en état de résister à l'envahissement des poisons qui nous entourent.

Au lieu de nous amollir, endurcissons-nous par l'air, par l'eau ; et cela, faisons-le graduellement en observant les précautions que nous avons indiquées.

> Chacun est sa Parque à soi-même et se file sa vie.
>
> JOUBERT.

Vivons simplement et le plus possible à la campagne : du pain bis trempé dans l'air pur vaut mieux, dit-on, que le meilleur bifteck mangé dans l'air cent fois ruminé des villes. C'est parmi les ouvriers des champs qu'on trouve les hommes robustes, ce sont eux qui donnent à l'armée les soldats pouvant résister aux fatigues de la guerre et supporter les intempéries des saisons.

« Le grand ouvrier de France, dit Jules Simon, c'est l'ouvrier des champs, celui qui mène la charrue ; c'est par lui qu'on refera la France. »

Il est vraiment triste de voir les paysans déserter la campagne pour venir s'étioler dans les villes ; il est encore plus triste de constater que

la population de la France va en diminuant,
tandis qu'elle augmente dans les autres pays[1] !!!

Mais revenons à notre sujet : nous avons dit
que l'on abuse des assaisonnements, de la viande,
du vin et des autres boissons excitantes. Ce
régime que l'on suit, pour se fortifier, ne produit
que de l'excitation et de l'échauffement.

Apprêtons notre nourriture simplement, et
l'appétit qui est le meilleur assaisonnement sera
donné par l'exercice en plein air.

Enfin, mangeons peu, mâchons bien, usons de
tout et n'abusons de rien.

Et maintenant, un mot à Messieurs les Sceptiques qui, à propos de toutes les précautions
hygiéniques dont nous nous sommes entretenus
pour purifier l'air et l'eau, repètent encore : Mais
autrefois, on buvait de l'eau de rivière et de puits,
et on ne mourait pas plus qu'aujourd'hui.

D'abord, c'est une erreur ; on mourait beaucoup
plus de maladies infectieuses, et cependant les
eaux n'étaient pas souillées comme à présent.

Cela n'empêche pas ces bons sceptiques de
traiter toutes les précautions d'hygiène comme
une mode provisoire, de nier le microbe, de ridi-
culiser ceux qui les étudient et de prendre en
pitié les travaux de Pasteur et de ses élèves. Ils
aiment mieux boire de l'eau de Seine qu'ils ont

1. L'Anglais émigre dans les Indes ; l'Allemand, en Afrique :
le Français, à Paris. Les premiers s'enrichissent aux colonies :
le dernier s'y ruine. (Maxime du Camp.)

soin de ne pas filtrer pour ne pas la « dénaturer »,
et dire que c'est la muselière qui rend les chiens
enragés ; cela paraît plus spirituel et fait toujours
rire.

Nous ne pouvons que les plaindre, surtout s'ils
ont des enfants ; nous savons, nous, qu'il y a
beaucoup de règles à observer pour conserver sa
santé ; qu'il faut désinfecter sérieusement les
chambres après certaines maladies ; et nous avons
appris, à nos dépens, que le bacille Lœfflers[1] a la
vie dure, et que ses germes se conservent pres-
qu'indéfiniment, toujours prêts à revivre et à
empoisonner celui qui les respire.

A ceux qui disent : nous préférons vivre dix
ans de moins que de suivre les règles ennuyeuses
de l'hygiène, nous répondrons :

On a toujours la liberté de vivre comme on veut,
on peut même détruire sa santé par des excès de
tous genres ; mais notre devoir est de rendre nos
enfants non seulement honnêtes en leur donnant
de bons principes, mais encore de les rendre
forts en observant toutes les règles d'hygiène
que nous devons tous connaître.

Mens sana in corpore sano.

1. Microbe du croup.

APPENDICE A

Régime pour les enfants

Opinion de Lamartine et de Michelet.

Nous avons déjà parlé de l'abus de la viande que l'on faisait dans le régime des enfants, et nous avons dit que les médecins qui avaient été les plus zélés partisans de ce régime l'avaient abandonné peu à peu. Disons encore quelques mots sur cette question importante.

« Quiconque nourrit l'enfant avec des mets échauffants, épicés, échauffe le sang de ce petit être ; il tombe bientôt dans un état de langueur. Les parents ne doivent pas oublier non plus que les boissons excitantes et les aliments épicés éveillent énormément la sensualité.

« Le bonheur des parents, c'est d'avoir de bons enfants, et l'on ne peut donner cette dénomination qu'à ceux dont l'esprit et le corps sont bien portants, vigoureux sans être sensuels.

« Il est certain que ceux qui se nourrissent surtout de viande sont plus facilement atteints de

maladies, que ceux qui se nourrissent de végétaux ;
mais comme la viande est aussi un bon aliment,
on en donnera un peu aux enfants avec beaucoup
de légumes. » (Abbé Kneipp.)

« La crainte de l'anémie et de la faiblesse nous
fait commettre de grandes erreurs pour le régime des enfants, nous les traitons comme des carnivores, et leur faisons prendre de la viande et
même du vin, plusieurs fois par jour, dans la
pensée de les fortifier ; l'enfant reste pâle et ché-
tif, il devient nerveux, capricieux, et reste incapable de travailler. La plupart du temps, on attri-
bue cet état maladif à l'air des villes ; il n'en est
rien.

« Conduisez l'enfant riche à la campagne ou aux
bains de mer, il continuera à être pâle et malin-
gre, si son régime n'est pas changé. » (Dr Leven.
La Névrose).

Maintenant, voici le régime conseillé par un
médecin qui s'est beaucoup occupé de cette
question ; nous n'en dirons que quelques mots,
car nous nous proposons d'y revenir.

Jusqu'à trois ans, l'enfant prendra : lait, panade,
œufs frais à la coque, purées ou soupes aux pommes de terre, aux légumes secs (pois, haricots
bien cuits et passés), fromage blanc frais du jour,
fruits cuits, riz.

Après trois ans, afin d'habituer l'enfant à
une nourriture plus azotée, on ajoutera, de
temps en temps, aux aliments ci-dessus : du pou-

let, des pigeons en compote, et des poissons légers, tels que soles, turbots, brochets, etc.

Après quatre ans, on donnera du mouton, et on ne commencera le bœuf et le veau qu'à six ans.

La viande sera cuite de préférence au jus, à l'étuvée; ainsi préparée, elle est plus tendre, plus facile à digérer. On évitera les viandes saignantes, les jus de viande, les épices, les fritures, les pâtisseries, le café, les boissons alcooliques et l'abus du bouillon.

On conservera à l'enfant l'habitude de boire du lait, matin et soir, soit un litre de lait par jour, et de l'eau à ses autres repas.

Le professeur Bouchard enseigne le même régime, et propose l'exemple des enfants anglais dont, dit-il, l'alimentation se compose surtout de thé très léger, de lait, de beurre, de riz, de pommes de terre, de fruits cuits. La viande n'est donnée qu'une seule fois par jour, et jamais un enfant anglais ne mange de viande après deux heures de l'après-midi.

Il est curieux de connaître l'opinion de Lamartine, sur l'abus de la viande dans le régime des enfants :

« Ma mère, dit-il, était convaincue, et j'ai gardé à cet égard ses convictions, que cette nourriture, plus succulente et plus énergique en apparence, contient en soi des principes irritants et putrides, qui agitent le sang et abrègent la vie.

15

Elle citait à l'appui, les populations de l'Inde, les races fortes et saines des peuples pasteurs, et même les populations laborieuses de nos campagnes qui ne mangent pas de viande dix fois en leur vie....

« Ma mère ne me laissa jamais manger de viande avant l'âge où je fus jeté dans la vie pêle-mêle des collèges. Pour m'en ôter le désir, si je l'avais eu, elle n'employa pas de raisonnement, elle se servit de l'instinct qui raisonne mieux en nous que la logique.... Je ne vécus donc, jusqu'à douze ans, que de pain, de laitage, de légumes et de fruits. Ma santé n'en fut pas moins forte, mon développement moins rapide ; peut-être est-ce à ce régime que je dus cette pureté de traits, cette sensibilité exquise d'impression, et cette douceur sereine d'humeur et de caractère que je conservai jusqu'à cette époque... » (*Confidences de Lamartine.*)

Donnons maintenant la parole à Michelet, sur le même sujet :

« Une révolution s'est faite : nous avons quitté le sobre régime français, adopté de plus en plus la cuisine lourde et sanglante de nos voisins, appropriée peut-être à leur climat, mais pas au nôtre. Le pis, c'est que nous infligeons ce régime à nos enfants. Spectacle étrange de voir une mère donner à sa fille, qu'hier encore elle allaitait, cette grossière alimentation de viandes sanglantes et ces dangereux excitants : le vin, l'exaltation même ; le café ! Et elle s'étonne de la voir violente, fantasque, passionnée. C'est elle qu'elle en doit accuser.

« Ce qu'elle ne voit pas encore et ce qui est bien autrement grave, c'est que sur cette race française si précoce, l'éveil des sens est provoqué directement par ce régime.

« Loin de fortifier, il agite, affaiblit et énerve... Pour la femme et pour l'enfant, c'est une grâce, une grâce d'amour, d'être surtout frugivore, d'éviter la fétidité des viandes et de vivre plutôt des aliments innocents qui ne causent la mort à personne, de suaves nourritures, qui flattent l'odorat autant que le goût.

« J'entends que la petite fille ait une nourriture d'enfant, qu'elle continue le régime lacté, doux, calme et peu excitant ; que si elle mange à votre table, elle soit habituée à ne point toucher à vos aliments, qui sont un poison pour elle... » (Michelet. *La Femme.*)

Voilà plus de trente ans que Michelet a écrit ce passage ; mais les Anglais qui nous distancent de fort loin dans toutes les questions qui se rattachent à l'hygiène des enfants, les Anglais ont, depuis longtemps, abandonné l'usage des viandes saignantes pour le régime de leurs enfants, et un peu pour eux-mêmes.

APPENDICE B

Le bouquet du vin et son goût de terroir

L'origine du bouquet du vin est une des questions de la chimie organique qui ont été le plus controversées. Elle a donné lieu à un grand nombre de systèmes. Nous allons faire connaître en peu de mots la nouvelle théorie.

Disons d'abord que le bouquet du vin ne provient pas directement du raisin ; il est bien prouvé maintenant que c'est un produit de fermentation.

Nous savons que le jus du raisin entre en fermentation sous l'influence de certains microbes, et que cette fermentation peut continuer pendant plusieurs années.

Pendant tout ce temps, des myriades de microbes se succèdent continuellement, meurent et tombent au fond, en formant la majeure partie du dépôt. Enfin, le vin devient clair, et on peut le mettre en bouteille [1].

Mais ces microbes, comme tous les êtres vi-

1. Voir la fermentation dans une bouteille de vin de Champagne (chapitre VII).

vants, respirent, mangent, digèrent, etc. Ce sont leurs sécrétions en tous genres ou leurs *excreta*, comme l'on dit maintenant, qui, tenus en dissolution dans le vin, lui communiquent une partie de son bouquet. La nature de ces sécrétions varie certainement avec celle du raisin.

Voilà une belle découverte que les amateurs de bons crus apprendront avec le plus vif intérêt.

Les microbes de la fermentation, dont la variété est grande, contribuent ainsi à donner aux vins des bouquets caractéristiques pour chaque cru. Nous savons déjà que les microbes en question abondent sur le raisin même lorsqu'il est mûr.

Maintenant, il est inutile de dire que la pelure les rafles et les pépins du raisin donnent également au vin une partie de son goût et de son bouquet.

Les essences qui constituent les bouquets sont composées d'éthers, de furfurol, d'aldéhyde, de glycérine, d'acides œnanthique et butyrique, etc., et autres essences dont la composition reste inconnue.

Beaucoup de ces matières odorantes sont sécrétées par des microbes, comme l'acide formique, le musc, et bien d'autres parfums qui sont produits par les animaux que nous connaissons.

Ainsi l'abeille sécrète un venin qui est un poison énergique. Le miel lui doit une partie de son arome, mais il devient nuisible lorsqu'il en contient trop.

De même, le fin bouquet des grands crus de Bourgogne est constitué par les poisons les plus violents[1], aussi ces vins sont-ils excitants ; un ou deux verres suffisent parfois pour provoquer l'insomnie chez les personnes nerveuses, ou une crise de goutte chez les rhumatisants. Les vins de Bordeaux, contenant moins de bouquet, toutes choses égales d'ailleurs, sont peu excitants, et conviennent mieux aux convalescents.

Goût de terroir. — Si un grand nombre de microbes d'espèces différentes contribuent à donner aux vins leur fin bouquet, d'où vient chez quelques-uns ce goût de terroir parfois si désagréable?.... Il suffit de voir faire le vin, pour attribuer, le plus souvent, ce goût de terroir à un défaut de soin. Voici ce que nous avons vu :

Des hommes descendent dans les cuves pieds et jambes nus, sans avoir pris au préalable aucune précaution de propreté, et foulent le raisin ; après une heure de ce travail laborieux, ils sortent de leur cuve pour se reposer ou se promener dans les environs ; puis ils rentrent dans leur trou sans prendre soin de secouer la poussière de leurs pieds[2], et cela, ils le font un grand nombre de

---

1. De tous ces poisons, le furfurol est le plus énergique, du latin *furfur*, son, et *oleum*, huile. Le furfurol est une matière huileuse qui provient également du son, pendant la fermentation des céréales. Il est doué d'une odeur qui rappelle à la fois celles de la cannelle et de l'amande amère.

2. Nous connaissons maintenant l'origine de l'acide butyrique, que les vins renferment en plus ou moins grande quantité !

fois dans la journée, rapportant chaque fois la
poussière du terroir ; mais on peut trouver dans
le vin bien d'autres saletés qui lui donnent également un goût étranger.

Ainsi, les presses, les cuves sont presque toujours malpropres, il en est de même des tonneaux
où s'effectue la fermention ; et c'est pendant la
chaleur de la fermentation, quand tout le liquide
est en effervescence, que le nettoyage se fait à
fond, une fois par an !

On dit que la fermentation élimine tout cela :
c'est le contraire qui est vrai ; toutes ces malpro-
pretés se dissolvent dans le moût et restent en dissolution dans le vin.

L'expérience démontre que le goût de terroir disparaît généralement lorsque le vin est fait
proprement. Cependant, on a quelquefois affaire
à un véritable goût de terroir qui est dû uniquement à la nature du raisin.

Tout ce que nous venons de dire à propos du
vin, peut s'appliquer au cidre ; mais là, outre la
malpropreté des pommes et des appareils que
l'on emploie, il y a l'eau qui peut contenir des
germes dangereux, que la fermentation ne peut
détruire. Nous avons vu, de nos yeux vu, des
fermiers qui allaient puiser leur eau à l'abreuvoir, là où les bestiaux vont boire et faire le contraire. Étonnez-vous, après cela, que le cidre ait
aussi son petit goût de terroir !

C'est d'ailleurs ainsi qu'on agit dans certains

villages situés loin des cours d'eau. On conçoit que dans de telles conditions les cidres ne soient qu'un véhicule de maladies contagieuses. Les faits que nous rapportons expliqueraient peut-être l'état latent de certaines affections qui sévissent surtout en Normandie et en Bretagne.

APPENDICE C

Cognac. — Eau-de-vie de betterave

Alcool naturel. — Alcool d'industrie. — L'alcool, quelle que soit
son origine, est toujours le même. — Cognac. — Brandy. —
Whisky. — Gin. — Tord-boyaux. — Les liqueurs dites apéritives. — Comment on fabrique du rhum. — Conclusions. —
Curieuses expériences du Dr Dujardin-Beaumetz.

Dans la plupart des fruits mûrs, on trouve un
principe d'une saveur douce, agréable, auquel
on donne le nom de glucose. On l'appelle aussi
sucre de raisin, parce qu'on le rencontre en
abondance dans le raisin ; on le trouve également dans un grand nombre de fleurs, et le miel
qui en provient n'est qu'un mélange de deux
espèces de glucoses.

Nous connaissons déjà le rôle important du
glucose dans l'alimentation ; nous allons voir qu'il
n'est pas moins grand dans l'industrie, puisque,
sans glucose, on ne peut obtenir aucune boisson
alcoolique.

L'alcool, quelle que soit sa provenance, est
toujours de la même nature ; ainsi les alcools de

betteraves, de pommes de terre, de céréales, lorsqu'ils ont été rectifiés, sont identiques à l'alcool
de vin également rectifié.

En effet, dans tous les cas, l'alcool est le produit de la fermentation d'une seule et même
substance : le glucose. — Ainsi, le sucre de betterave et l'amidon des grains doivent, avant de
pouvoir fermenter, se transformer en glucose
analogue au sucre de raisin. Il n'est donc pas
étonnant que le produit de la fermentation, c'est-
à-dire l'alcool, soit le même en toute circonstance.

Cependant, les alcools obtenus après une simple
distillation ont des goûts différents, parce qu'ils
renferment toujours des matières différentes en
dissolution. On peut les diviser en deux classes :
les alcools « bon goût » et les alcools « mauvais
goût ».

Parmi les premiers, on range les alcools provenant de la distillation des liquides fermentés
(raisin, cerises, pommes, poires, cannes à sucre),
ce sont les alcools naturels avec lesquels on
obtient le cognac, le kirsch, le rhum, etc.

Viennent ensuite les alcools d'industrie fournis
par les céréales (orge, seigle, avoine, froment,
riz). Ces alcools ont encore un assez bon goût
lorsqu'ils ont été suffisamment rectifiés. Ils sont
fort appréciés en certains pays sous les noms de
brandy, gin, whisky, etc.

Enfin, les alcools d'industrie, qui ont le plus
mauvais goût, sont produits par les pommes de

terre et les betteraves. C'est par la rectification
ou purification qu'on les débarrasse de leur goût
désagréable. Ces alcools s'obtiennent à un prix
très minime (trente centimes le litre) ; aussi sont-
ils fréquemment employés pour la falsification des
vins, bières et liqueurs.

La différence qui existe entre l'alcool de betterave mal rectifié et le cognac, c'est que l'un renferme des impuretés qui lui donnent un goût
détestable, tandis que l'autre contient des substances odorantes qui lui communiquent son fin
bouquet.

Ces matières odorantes proviennent des vins
employés à la distillation, et principalement des
vins alcooliques des Charentes.

La ville de Cognac jouit, sous ce rapport, d'une
réputation méritée.

Autrefois, le nom de cognac était réservé aux
eaux-de-vie distillées dans les Charentes ; aujourd'hui, on donne ce nom à presque toutes les
eaux-de-vie.

Le cognac n'est donc pas un simple mélange
d'eau et d'alcool ; on y trouve encore le bouquet.
Or, si l'alcool est par lui-même un véritable
poison, le bouquet est constitué par des poisons
plus énergiques : aldéhydes, éthers, alcool amylique, etc., etc. (Voir le *Bouquet des vins*.)

La conclusion apparente serait de rectifier le
cognac pour éliminer toutes ces impuretés si
nuisibles à la santé ; mais la rectification enlè-

verait complètement le bouquet et on obtiendrait
de l'alcool identique à l'alcool de betterave parfaitement épuré, c'est-à-dire l'alcool sans goût,
d'une fadeur écœurante.

Il est bien rare, aujourd'hui, de trouver dans
le commerce des cognacs uniquement produits
par la distillation du vin, et il nous serait facile
de prouver que les marques les plus connues de
cognac renferment des quantités plus ou moins
grandes d'alcool de betterave bien rectifié.

La plupart des eaux-de-vie que l'on vend dans
les bons cafés, les grands restaurants, chez les
marchands de vins fins, sont fabriquées avec de
l'alcool pur de betterave auquel on ajoute un
bouquet artificiel ; c'est de cette façon que l'on
fabrique les prétendus cognacs ou fines champa-
gnes. Nous verrons au chapitre suivant que,
pour la santé, cette boisson n'est pas la plus
mauvaise.

Enfin, l'alcool de betterave imparfaitement rectifié sert à fabriquer des eaux-de-vie appelées
vulgairement tord-boyaux ou casse-poitrine. On
les débite, sur le zinc des marchands de vin, aux
clients dont le palais est blasé.

Malheureusement, on trouve encore des boissons plus dangereuses : ce sont les liqueurs à
essences dites apéritives, telles que les absinthes,
les bitters, les amers, etc., etc.

Les mauvais alcools d'industrie forment presque toujours la base de ces liqueurs, et leur mau-

vais goût est masqué par l'arome puissant de l'absinthe, de l'anis, de la menthe poivrée, de l'hysope, etc., etc.

Il serait facile de purifier l'alcool avant de fabriquer ces liqueurs, mais les fraudeurs ne s'attardent pas à ces bagatelles de l'alambic.

Ces liqueurs, outre les poisons contenus dans les mauvais alcools, renferment encore les poisons qu'on y ajoute, c'est-à-dire les essences de plantes.

De toutes ces boissons, l'absinthe est la plus terrible ; en effet, elle a pour base les essences d'absinthe et d'anis, qui sont deux poisons violents.

Ainsi l'anisette, la douce et bienfaisante anisette, n'est pas du tout ce que l'on pense ; c'est une liqueur toxique, parce que l'essence d'anis est un poison énergique.

Nous ne pouvons faire connaître ici la composition des bouquets avec lesquels on transforme les alcools d'industrie en fine champagne, rhum, kirsch, etc. Nous nous contenterons d'indiquer les substances qui entrent dans la composition des rhums fabriqués avec des alcools de mauvais goût.

On y met d'abord des éthers formique, butyrique et acétique, capables de faire le plus grand tort aux estomacs les plus résistants ; puis du goudron, des essences de cachou, de clous de girofles, etc. ; enfin, de vieilles râpures de cuir tanné, qui communiquent au rhum un goût particulier fort apprécié des amateurs, sous le nom de « goût de savate ».

Voilà, certainement, une boisson peu hygiénique ; mais le véritable rhum, le rhum authentique de la Jamaïque, est d'ailleurs une boisson dangereuse ; on trouve dans son bouquet, très développé, des quantités bien plus grandes de poisons (furfurols, aldéhydes, alcools amylique, butyrique, etc.) que dans le bouquet du cognac.

Méfiez-vous de tous les rhums du monde. Ce que nous disons du rhum peut s'appliquer à tous les alcools naturels de fruits, tels que le kirsch, l'eau-de-vie de prunes, de cidre, etc. ; ils tiennent le milieu, comme pureté, entre le cognac et l'alcool d'industrie imparfaitement rectifié.

Il est vraiment curieux de constater que, de toutes les substances contenues dans les diverses boissons alcooliques, l'alcool est le moins toxique.

Conclusions. — Quelle que soit la pureté des boissons alcooliques, elles sont néfastes pour la santé lorsqu'elles sont absorbées en grande quantité ; on ne devrait les prendre qu'en petite quantité et toujours après les repas.

Ceux qui en prennent peu font bien, ceux qui s'en abstiennent font mieux.

Laissons donc là toutes ces boissons prétendues apéritives, qu'on a l'habitude de prendre avant les repas pour ouvrir soi-disant l'appétit : c'est le contraire qu'il faudrait dire. Pour finir ce chapitre, nous dirons un mot des célèbres expériences du Dr Dujardin-Beaumetz sur l'alcoolisme. Il avait obtenu une dispense de droits d'octroi pour mener à bonne fin son travail.

C'étaient des porcs qui lui servaient de patients. Ils absorbèrent toutes les liqueurs qu'on sert dans les cabarets de Paris : de l'absinthe, du vermouth, du curaçao, du kirsch, etc., et ils moururent comme des ivrognes dans toutes les horreurs du *delirium tremens*. Et cependant, M. Dujardin-Beaumetz ne donnait à ses pensionnaires que des liqueurs pures de tout mélange. Que serait-il advenu s'il leur eut traîtreusement versé de l'absinthe verdie par du sulfate de cuivre ; du rhum fabriqué avec de l'alcool impur de betterave additionné d'éther formique ; du vermouth à l'acide sulfurique ; du kirsch tiré des feuilles de laurier cerise et contenant cinq fois plus d'acide prussique que la proportion normale?... M. Dujardin-Beaumetz eût peut-être été poursuivi par la Société protectrice des animaux, qui protège les porcs, mais qui ne protège pas les cochons, je veux dire les ivrognes. Il y a un Dieu pour eux !

APPENDICE D

On fait de l'alcool avec du charbon

Combinaison du charbon et de la chaux. — Carbure de calcium. — Acétylène. — Un chapitre du journal *la Nature*. —
Alcool hygiénique à quinze centimes le litre. — Ce qu'il faut en
penser. — Alcool à mille francs le litre. — Que MM. les
cultivateurs se rassurent. — Il y a plus de poison dans un
petit verre de cognac que dans un petit verre d'eau-de-vie
de betterave. — Où la fraude rend service à l'hygiène. —
Conclusions.

On peut fabriquer chimiquement de l'alcool
en combinant, dans les proportions voulues, les
éléments qui le composent. Cet alcool artificiel
pourra-t-il un jour lutter avantageusement contre
l'alcool de betterave, je n'en sais rien ; mais il
est déjà intéressant de signaler les premiers
résultats obtenus. On verra que nous sommes loin
encore d'une nouvelle fabrication industrielle de
l'alcool, malgré les affirmations de certains chimistes journalistes.

On dit quelquefois que l'on peut faire de l'alcool avec du charbon ; il est vrai que le charbon,

ou plutôt le carbone, est nécessaire pour cette fabrication ; mais il faut encore de la chaux et bien d'autres substances chimiques.

Jusqu'à présent, la grande difficulté était d'obtenir la combinaison du carbone et de la chaux ; mais on y parvient facilement aujourd'hui au moyen de l'électricité.

C'est M. Moissan qui obtint le premier la combinaison du carbone et de la chaux, au moyen du four électrique, dont la température peut atteindre et dépasser 3,000 degrés.

La combinaison du carbone et de la chaux prend le nom de carbure de calcium. Il présente la curieuse propriété de décomposer l'eau avec une grande effervescence en dégageant un gaz : c'est l'acétylène.

Or, et ceci est un point intéressant, l'acétylène, riche en carbone, est un gaz dont le pouvoir éclairant est quinze fois plus grand que celui du gaz ordinaire

Comme ce gaz peut se transformer en alcool par des réactions successives, on dit encore qu'on fabrique de l'alcool avec du gaz d'éclairage.

Un article de « la Nature ». — Voici maintenant une méthode indiquée dans le journal *la Nature* pour obtenir de l'alcool artificiel (voir le numéro du 15 juin 1895). L'auteur affirme que, par sa méthode, il obtient les meilleurs résultats ; c'est ce que nous verrons bientôt. Dans un flacon d'eau acidulée, dit-il, mettez un mélange de carbure de

16

calcium et de zinc, il se dégage non seulement de l'acétylène, mais encore de l'hydrogène, et ces deux gaz se combinent « facilement[1] » pour former de l'éthylène.

On dissout ce dernier gaz dans de l'acide sulfurique chaud, on étend d'eau, et il suffit de porter à l'ébullition pour voir distiller de l'alcool. Ainsi, d'après l'auteur, il n'y a rien de plus facile.

Et l'auteur ajoute qu'au moyen de son appareil il fabrique de l'alcool à 96 degrés, au prix de trente centimes le litre, et qu'en perfectionnant un peu sa méthode il en produit au prix extrêmement minime de quinze centimes !

Maintenant, quelle est la qualité de cet alcool artificiel ? Voici la réponse de l'auteur :

« L'alcool obtenu par mon appareil est absolument pur, toujours le même et constamment exempt de principes nuisibles ; en un mot, c'est de l'alcool hygiénique. »

Voilà certainement des résultats merveilleux. Ils sont décrits avec une telle précision, que le doute n'est pas permis, et l'on reste convaincu que l'auteur a fait de l'alcool à trente centimes le litre, qu'il en a goûté, qu'il l'a trouvé pur, et qu'on pourra en faire quand on voudra pour quinze centimes.

Cependant ces résultats me paraissaient trop

---

1. L'auteur se trompe ; la combinaison de l'acétylène et de l'hydrogène, même à l'état naissant, est au contraire très difficile. Voilà ce que M. Berthelot nous a appris depuis longtemps.

beaux sous tous les rapports. En effet, on sait depuis longtemps que l'acétylène et l'hydrogène ne manifestent aucune affinité réciproque, et qu'ils n'opèrent pas directement leur combinaison : les choses en étaient restées là ; mais voici que, dans l'opération en question, ces deux gaz se réconcilient tout à fait et qu'ils se combinent « immédiatement » !

Ce n'est pas tout. Comment, avec le carbure de calcium et le zinc du commerce qui contiennent tant d'impuretés : soufre, phosphore, arsenic, etc., comment avec ce carbure de calcium qui répand une si mauvaise odeur pouvait-on obtenir d'emblée de « l'alcool toujours pur, de l'alcool toujours le même, enfin de l'alcool hygiénique, selon l'expression de l'auteur. »

Comme il ne faut jamais dire *a priori* « cela est impossible, donc cela n'est pas », et que d'ailleurs j'étais curieux de goûter ce fameux alcool hygiénique, je m'adressai au laboratoire des Études chimiques de Paris, 44, rue Lhomond, et je demandai à M. Brochet, chef de ce laboratoire, de vouloir bien me faire de l'alcool d'après le procédé indiqué dans *la Nature*.

M. Brochet chargea un de ses meilleurs élèves, M. Arsandaux, de ce travail, et, après un mois de recherches, ces chimistes ne purent produire une seule goutte d'alcool. Ils déclarèrent que cela est impossible avec l'appareil en question.

Il nous paraît certain que l'auteur lui-même

n'a pas été plus heureux et qu'il n'a pu apprécier le goût de son alcool.

Que nous sommes loin de l'acool pur à quinze centimes le litre !

Tout cela est du domaine de la pure fanfaisie, et voilà comment on écrit l'histoire dans *la Nature*.

Si nous nous sommes entretenu un peu longuement de l'article paru dans le journal *la Nature*, c'est qu'il fait tranquillement le tour de la presse semi-scientifique, et que d'autres journalistes, surenchérissant encore, affirment que rien n'est plus facile que de fabriquer chez soi de l'alcool. Bientôt, disent-ils, on pourra distiller sur sa table son petit verre de cognac, comme on prépare son café : ce sera charmant !

Combien de choses extraordinaires, « abracadabrantes », sont ainsi débitées par les journaux ; avant d'y croire, il faut toucher et bien voir.

Plus d'un cultivateur, en apprenant par les journaux que l'on peut faire de l'alcool avec du charbon au prix de quinze centimes le litre, a dû prendre peur. En effet, si l'invention était réelle, plus d'un serait bientôt sur la paille ; mais qu'il se rassure. Il peut planter toutes ses pommes de terre et semer comme à l'ordinaire : orge, seigle, maïs, betterave, etc. Le danger n'est pas encore de ce côté-là.

La vérité est que l'on fait de l'alcool avec du carbure de calcium ; mais cette fabrication est longue, difficile, coûteuse ; de plus, nous pouvons affirmer que cet alcool a un goût détestable. Nous en avons goûté.

M. Berthelot est le premier qui, en 1860, fit de l'alcool en combinant, dans les proportions voulues, tous ses éléments : carbone, hydrogène, oxygène. C'est le premier, en un mot, qui fit la synthèse de l'alcool.

Il fabriqua, pour ainsi dire, cet alcool molécule à molécule et par étincelles électriques ; il en obtint un litre dont le prix de revient peut être évalué à mille francs ! On le conserve précieusement au Collège de France [1].

Il en fabriqua encore par des procédés toujours fort coûteux, que nous ne pouvons décrire ici. Eh bien, malgré tous les soins qu'il prit dans ces opérations, il ne put obtenir que de l'alcool de mauvais goût.

Voici comment il s'exprime dans sa leçon sur la synthèse de l'acool, page 183 :

« L'alcool ainsi régénéré a une odeur pénétrante qui rappelle celle du poivre. »

On commet donc une erreur ridicule en appelant « boisson hygiénique » l'alcool fabriqué avec du carbure de calcium.

Cet alcool, en supposant qu'il soit pur, est identique à l'alcool de betterave débarrassé des impuretés qui lui donnent un goût détestable ; il est, par conséquent, le même que l'alcool de vin

---

1. Voir la note à la fin du chapitre.

ou de cognac, qui aurait été privé des matières qui lui communiquent son bouquet.

En un mot, l'alcool chimiquement pur, quelle que soit soit son origine, est un poison sans parfum, d'un goût fade, et le bouquet qu'il faut lui ajouter pour le rendre buvable n'en fera pas une boisson hygiénique.

Nous croyons qu'il faudra encore bien du temps avant que les chimistes puissent faire concurrence aux cultivateurs pour la production de l'alcool.

En effet, grâce aux perfectionnements apportés à la fermentation et à la rectification de l'alcool [1] on peut actuellement livrer au commerce de l'alcool absolument pur au prix de trente centimes le litre, et la différence de prix entre l'alcool mauvais goût et l'alcool parfaitement rectifié est devenue très faible. Aussi, on ne comprend pas que, par un amour immodéré de l'argent, on emploie encore des alcools imparfaitement rectifiés pour la fabrication des liqueurs à essences, telles que l'absinthe, le byrrh, le bitter, les amers, le kirsch, le genièvre, etc., etc.

Quant aux cognacs, ou prétendus tels, vendus

---

1. Aujourd'hui, on épure les alcools, même l'alcool de betteraves (les flegmes), qui contiennent tant d'impuretés, au moyen de l'électrolyse. L'hydrogène et l'oxygène à l'état naissant se combinent aux matières étrangères, l'alcool gagne en qualité, et le rendement de premier jet s'élève à 85 pour 100. Par les anciens procédés, on n'obtenait qu'un alcool de mauvais goût à la première rectification.

dans les grands cafés, les restaurants et chez les marchands de vins fins, nous avons dit qu'ils sont le plus souvent fabriqués avec des alcools de betterave bien épurés, auxquels on ajoute un bouquet artificiel.

Ces eaux-de-vie ne peuvent d'ailleurs contenir beaucoup d'impuretés ; en effet, ces impuretés ont un goût si détestable qu'on ne saurait les masquer avec aucun bouquet artificiel de fin cognac ; le consommateur un peu difficile ne saurait les accepter.

On peut imiter les bons cognacs, avec de l'alcool de betterave absolument pur, auquel on ajoute un bouquet dont voici la composition ; mais il faut savoir que chaque fabricant a sa formule plus ou moins secrète :

Cachou.	40	grammes.
Thé noir. . . .	50	—
Thé vert. . . .	50	—
Vanille.	10	—
Fleur de tilleul	100	—

Faire infuser dans un ou deux litres d'eau bouillante, laisser refroidir et agiter. Le lendemain, après avoir tiré au clair l'infusion, on la mélange à un hectolitre d'alcool parfaitement rectifié à 45 ou 50 degrés, et on termine par un brassage énergique. On peut adoucir l'infusion avec 250 à 300 grammes de sucre.

Quelques fabricants se contentent d'une infusion de 50 grammes de thé noir et de 50 de thé vert[1].

C'est ainsi qu'on imite les bons cognacs que l'on trouve généralement dans le commerce : fabriqués avec de l'alcool de betterave bien épuré, ils sont moins néfastes à la santé que les vieux cognacs les plus authentiques.

Voilà une affirmation qui paraîtra paradoxale à bien des personnes, et cependant elle résulte de nombreuses analyses chimiques et d'expériences également nombreuses exécutées sur des animaux, par le docteur Daremberg.

Cette fois, c'étaient des lapins. On les empoisonne beaucoup plus vite avec du véritable cognac, qu'avec de l'eau-de-vie de betterave bien épurée, additionnée d'un bouquet.

Ce résultat est facile à comprendre ; en effet, l'alcool étant le même des deux côtés, la différence entre les deux boissons ne peut provenir que des matières étrangères que donnent, d'une part, le bouquet naturel, de l'autre, le bouquet artificiel. Or, le bouquet artificiel, dont nous avons donné un échantillon, est un véritable bouquet hygiénique, si on le compare au bouquet du cognac authentique ; celui-ci étant, comme nous le savons, constitué par les poisons les plus violents : furfurol, éther, aldéhyde, etc.

1. Voir, pour les détails de l'opération, le *Guide pratique du distillateur*, par Deroy.

Le fin gourmet devra donc savoir que lorsqu'il déguste chez lui son délicieux petit verre de cognac, qu'il paye fort cher, il absorbe plus de poison que n'en prend le consommateur dans les restaurants ou cafés.

Mais qu'il se rassure ; on imite fort bien le cognac, et le marchand ne lui a servi le plus souvent qu'un mélange de cognac et d'eau-de-vie de betterave bien rectifiée, ou, ce qui vaut encore mieux pour sa santé, que de l'eau-de-vie de betterave parfaitement pure, aromatisée d'un bon bouquet de vieux cognac.

Par exception, la fraude rend ici un grand service à l'hygiène.

Conclusions. — Les expériences de M. Daremberg complètent celles de M. Dujardin-Beaumetz : celles-ci prouvent que toute les liqueurs, même bien faites : absinthe, bitter, vermouth, kirsch, rhum, etc., sont plus nuisibles à la santé que le cognac.

Et les expériences de M. Daremberg nous apprennent que le cognac est plus nuisible que l'alcool d'industrie pur, même additionné d'un bouquet, le degré d'alcool étant le même de part et d'autre.

C'est pour cette raison, dit le Dᵣ Daremberg, que bien des médecins et non des moindres, remplacent, chez leurs malades, le vin par une solution d'alcool bien rectifié. C'est ainsi qu'ils instituent la médication alcoolique, avec de l'eau-de-vie d'industrie chimiquement pure, étendue d'eau sucrée et aromatisée d'un bouquet hygiénique : thé, fleurs de tilleul, etc.

On donne à l'alcool pur le nom d'alcool éthylique.

NOTE. — M. Berthelot a fait pour la première fois la synthèse de l'alcool par les opérations suivantes :

1° Production de l'acétylène ($C^2 H^2$) par le passage de l'hydrogène dans un ballon de verre, où l'arc électrique jaillit entre deux baguettes de charbon ;

2° Production de l'éthylène ($C^2 H^4$) par la combinaison de l'acétylène avec l'hydrogène dans une cloche courbe ;

3° Faire absorber l'éthylène par l'acide sulfurique, et soumettre l'acide éthylsulfurique ainsi obtenu à la distillation après l'avoir étendu d'eau. Le produit de la distillation est de l'alcool ($C^2 H^6 O$).

D'où l'on voit que l'alcool est une combinaison d'éthylène et d'eau.

$$C^2 H^4 + H^2 O = C^2 H^6 O$$

Éthylène   Eau   Alcool

Voilà pourquoi les chimistes donnent à l'alcool pur le nom d'alcool éthylique.

APPENDICE E

L'eau du ciel est la meilleure

L'eau idéale. — Le carbonate de chaux est-il utile ? — Les citernes de Venise.

Il y a bien des années, un médecin formula cette opinion : que l'eau de boisson doit contenir du carbonate de chaux pour assurer la formation des os.

Depuis, l'on répète cette assertion comme une vérité hors de contestation. Nous nous permettrons, cependant, de la critiquer.

Il est vrai que les os contiennent du carbonate de chaux ; mais ce sont surtout les phosphates qui dominent, à tel point que l'on peut dire que les os sont de véritables phosphates, et que, pour la fabrication du phosphore, on n'a encore rien trouvé de mieux que les os [1].

Le phosphore ne se trouve pas seulement en

1. Les os contiennent jusqu'à 65 pour 100 de phosphates, ils ne contiennent que 5 à 6 pour 100 de carbonates, soit dix fois moins.

quantité considérable dans les os, on le rencontre encore dans le cerveau, la moelle épinière, les nerfs, etc., etc.; en un mot, il forme la base de notre organisme, si bien, qu'un savant a pu dire : qu'il n'est pas de pensée sans phosphore.

Si l'eau d'alimentation doit contenir du carbonate de chaux parce qu'on en trouve dans notre corps, il faut donc, à plus forte raison, qu'elle contienne en dissolution des phosphates.

En suivant toujours le même raisonnement, l'eau devrait encore contenir du fer, du soufre, de la potasse, etc., etc., puisqu'on en trouve dans notre corps.

Une telle eau serait une véritable eau minérale ; elle pourrait être utile pour certaines personnes malades qui ont besoin d'un traitement particulier ; mais l'eau destinée à l'alimentation publique doit être pure, pour qu'elle puisse convenir à tout le monde. En un mot, elle ne doit contenir aucune substance en dissolution, sauf l'air qui la rend légère et digestive.

Eau pure, saturée d'air pur, telle est l'eau de boisson parfaite.

L'eau de pluie seule remplit ces conditions ; mais c'est là l'idéal que l'on ne peut obtenir. En effet, lorsque les nuages se résolvent en pluie à une grande hauteur, elle est bien d'une pureté parfaite et complètement saturée d'air ; mais en tombant sur les toits, pour se rendre ensuite dans les citernes, elle rencontre une infinité de saletés,

et son goût indique trop souvent que les chats
ont séjourné dans les gouttières. Cependant les
habitants des localités, où l'on fait usage de cette
eau, n'en éprouvent pas trop d'inconvénients ; il y
a chez eux accoutumance. L'eau pure leur paraî-
trait extrêmement fade ; mais l'étranger qui fait
usage à l'improviste de l'eau de citerne, est me-
nacé de quelques maladies d'intestins.

On nous avait beaucoup parlé de l'eau pure des
citernes de Venise, qu'on obtenait par un mode
fort ingénieux de filtrage. Nous avons vu ces
citernes et nous avons goûté de leur eau ; la
vérité est que cette eau est jaunâtre, d'un goût
détestable malgré la couche épaisse de sable
qu'elle traverse, et encore parlons-nous ici de la
citerne qui est en vogue, de celle qui est située près de la place Saint-Marc. C'est là que les
habitants vont, tous les matins, faire leur provi-
sion d'eau. Si vous allez à Venise, gardez-vous
de boire de cette eau, qui vous incommoderait
certainement.

Dans beaucoup de pays et sur les côtes de
France, en commençant par Dunkerque, on fait
un usage exclusif d'eau de citerne. L'usage de
cette eau, qui ne contient pas un atome de carbonate de chaux, prouve que cette substance n'est
pas nécessaire à notre organisme, puisque les
habitants de ces pays ont la charpente osseuse
aussi bien développée qu'ailleurs.

Le carbonate de chaux et les phosphates sont

d'excellents remèdes au même titre que le fer, le quinquina, les eaux minérales; mais attendons, pour en prendre, l'ordonnance du médecin.

Toutes les substances minérales qui sont nécessaires à notre corps, telles que : phosphore, soufre, chaux, potasse, magnésie, etc., etc., se trouvent dans notre nourriture ; là, elles font partie de la composition de la matière même, et sont, pour cette raison, parfaitement assimilables.

Conclusions. — Faisons usage, quand nous le pouvons, de l'eau de source, qui se rapproche le plus possible de l'eau pure de pluie ; c'est-à-dire de l'eau qui ne contient en dissolution aucun sel calcaire ou qui n'en contient que des quantités minimes.

Cette eau sera douce et, par cela même, dissoudra parfaitement le savon. Elle dissoudra encore facilement les phosphates et autres sels contenus dans les aliments et fournira à l'organisme tous les éléments qui lui sont nécessaires.

C'est ainsi que l'eau pure est non seulement la plus digestible, mais encore la plus digestive de toutes les boissons.

Évitons donc de prendre comme boisson l'eau qui dissout mal le savon et encrasse si vite nos chaudières d'un dépôt terreux de chaux. Cet excès de chaux dans l'organisme ne me dit rien qui vaille.

On débarrasse l'eau de cette chaux en la faisant bouillir à gros bouillons pendant cinq à dix minutes.

L'eau bouillie est lourde à l'estomac, dit-on ; c'est encore là un préjugé. Elle reprend son air en se refroidissant, et, au bout de plusieurs heures, elle en a récupéré la plus grande partie ; le reste lui sera rendu en agitant un peu la carafe. Quand cette eau est bien préparée, elle est claire, limpide, et les plus prévenus s'y laissent prendre. Nous avons déjà dit comment on la préparait, nous n'y reviendrons pas.

Quelle est la couleur de l'eau? — L'eau pure a une couleur bleue, qui n'apparaît pas sous une faible épaisseur ; ainsi l'eau d'une carafe est incolore, mais elle prend la couleur azurée du ciel, lorsqu'on la voit sous une épaisseur suffisamment grande.

Ce que nous disons de l'eau peut s'appliquer à l'air, c'est pour cette raison que le fond d'un lac ou (le fond) de l'air paraissent bleus.

C'est, en effet, la couleur de l'air qui donne au ciel sa couleur bleue. L'air fortement condensé, l'air comprimé sous une pression de 700 atmosphères et à une température de 200 degrés sous zéro, devient liquide comme l'eau et coule avec une teinte azurée.

La mer, vue du rivage, paraît souvent verte ; mais cette couleur et bien d'autres lui sont données par des matières tenues en dissolution ou en suspension : quand on s'écarte des côtes la

mer reprend presque toujours sa pureté et sa
couleur azurée.

Cependant, la mer peut être regardée comme
un immense miroir, changeant souvent d'aspect
suivant les nuages qui s'y reflètent, et il est des
pays où elle est presque toujours bleue, parce
qu'elle reflète un ciel constamment pur.

C'est à Naples que nous avons vu le ciel et la
mer avec leur plus belle couleur. Là, il est facile
de constater que la teinte bleue du ciel appartient
également à la mer, et que ce n'est pas un simple
effet de mirage ; pour cela, il suffit de faire une
excursion à la Grotte Azurée.

Elle est située dans la baie même de Naples,
sur les côtes de Capri, et on peut y pénétrer en
canot. Cette grotte est complètement obscure,
mais quand on allume les torches résineuses,
dès que les yeux peuvent sonder la profondeur
de l'eau, celle-ci apparaît avec la nuance du
ciel ; il se produit alors, par réflexion, de remarquables effets de lumière.

Aux pôles, l'eau qui fond pendant l'été au
milieu des glaces est également bleue. Jansen et
ses compagnons, dans leur voyage vers le pôle
nord, en furent agréablement surpris : ils se
rappelèrent leur patrie, les fjords et les lacs bleus
de Norvège.

APPENDICE F

Peut-on créer un aliment ?

Peut-on faire du diamant, de l'or? — Les alchimistes.
La science et les légendes.

« Il semble qu'il n'y ait que la matière qui a déjà été
organisée, qui puisse servir de base à la nourriture d'une
autre organisation. »   (G. Cuvier.)

Les végétaux et les animaux seuls peuvent
servir à l'alimentation de l'homme, et encore
dans les végétaux il n'y a que leurs produits :
fruits, grains, tubercules, etc., qui soient de véritables aliments.

Nous savons que les légumes verts n'ont
aucune valeur nutritive pour l'homme.

Il s'agit de savoir maintenant si l'on peut
créer, de toutes pièces, un aliment équivalent au
lait, au blé, à la viande, toutes substances éla-
borées par la vie végétale ou animale.

C'est à ce résultat que M. Berthelot et ses élèves
prétendent arriver dans un avenir prochain ; et
c'est au moyen de l'air, de l'eau et du charbon

17

qu'ils obtiendront, affirment-ils, des substances alimentaires équivalentes au pain ou à la viande. Attendons !

Le chimiste peut, il est vrai, décomposer une croûte de pain en ses éléments ; mais, la méthode qu'il emploie, pour décomposer cette matière organique, ne lui fournit pas le moyen de la recomposer : le difficile est de refaire ce qu'il a défait.

La physique, la chimie, la mécanique mettent à la disposition du chimiste les forces les plus variées et les plus énergiques, au moyen desquelles il combine les corps de mille façons différentes ; et M. Berthelot a pu opérer une série de nouvelles combinaisons par la force des matières explosives [1], à coups de canon, pour ainsi dire ; mais il y a des combinaisons qu'il ne produira pas, parce qu'il existe une force qui ne sera jamais à sa disposition : c'est la force vitale qui est et restera un mystère.

Voyez ce grain de blé tombé sur la terre ; autour d'un germe qui se développera par sa propre force vitale, les racines et les feuilles puiseront bientôt dans la terre, puis dans l'air, les substances minérales : oxygène, hydrogène, azote, carbone, phosphore, soufre, etc., qui leur sont nécessaires, et elles les combineront d'une façon particulière inimitable. Et la tige qui pousse

1. Voir le *Traité* de M. Berthelot sur la *Force des matières explosives*, t. II, p. 350.

et s'élève donnera un épi contenant cent grains de blé.

Tout cela s'est fait lentement, sans effort et sans bruit, à l'aide de l'eau, du soleil, de l'air et d'un peu de terre.

Cette force vitale, sans laquelle on ne peut faire aucune substance alimentaire, est le secret de la vie.

Cependant les chimistes sont arrivés à créer de toutes pièces certains produits de la vie organique ; ils ont fabriqué de l'urée, matière azotée ; mais ce n'est là qu'un produit de la décomposition de la viande, un déchet de l'organisme ; c'est, en un mot, une sécrétion.

Ils ont ensuite fabriqué de l'alcool[1] ; c'est encore là le produit de la décomposition d'une substance alimentaire, le sucre, par la fermentation. Et d'ailleurs, l'alcool n'est pas un aliment, c'est un simple excitant.

Les savants, Lallemand, Perrin, Duroy, Schmith, etc., ont démontré que l'alcool traverse les organes digestifs sans éprouver d'altération, et qu'il apparaît dans les urines, la transpiration et la respiration.

L'exhalation de l'alcool par les ivrognes est d'ailleurs un fait bien connu, et leur haleine contient quelquefois une si grande quantité de vapeurs alcooliques qu'elle peut, dit-on, prendre feu à l'approche d'une allumette.

1. Voir la *Synthèse de l'alcool*, par Berthelot.

Enfin, les chimistes prétendent arriver bientôt
à faire du sucre au moyen des éléments contenus
dans l'eau et le charbon. Bien souvent ils ont
chanté victoire; mais jusqu'à présent nous
n'avons encore rien vu.

Il se passera du temps avant qu'ils retirent de
leurs creusets ce morceau de sucre blanc et cristallisé, qui se dissout si facilement dans l'eau en
produisant une infinité de petites bulles d'air, et
qui, par la fermentation, donne de l'alcool et de
l'acide carbonique.

Et cependant le sucre n'est qu'une nourriture
bien imparfaite; ce n'est pour ainsi dire qu'un
condiment. C'est ici, et nous précisons, c'est ici,
lorsqu'il s'agit de créer un véritable aliment, que
nous posons la barrière entre la chimie de laboratoire et la chimie de la nature; il se passera
bien des jours avant que les chimistes fassent
sortir de leur laboratoire une substance alimentaire équivalente au lait ou à la viande, que nos
bons ruminants retirent si paisiblement d'une
botte de foin!...

Et d'ailleurs, lorsque les élèves de M. Berthelot
nous apporteront leur prétendue nourriture sous
forme de tablettes ou de pilules multinutritives,
c'en sera fait de nos pauvres estomacs déjà si
éprouvés par les falsifications fin de siècle.

Si, pour la chimie organique, il se trouve une
barrière qu'on ne peut dépasser, il semble qu'il
n'y ait aucune limite pour la chimie minérale.

Ainsi on est parvenu à faire du rubis, de l'émeraude et autres pierres précieuses, par la combinaison de leurs éléments ; mais peut-on faire du diamant ?

Le diamant n'est autre chose que du carbone cristallisé, et le carbone est un corps simple qu'on ne peut créer ; de même qu'on ne peut faire de l'or, qui est un autre corps simple.

La seule chose que M. Moissan ait obtenue, c'est la cristallisation du carbone, et c'est beaucoup [1].

Cela n'empêche pas certains historiens de raconter que les alchimistes obtenaient de l'or par la transmutation des métaux [2]. Ce qui a pu accréditer cette erreur, c'est qu'il y avait des alchimistes ou prétendus tels, qui faisaient cette opération par un tour de passe-passe dont ils savaient tirer profit. Ceux-ci pouvaient être rangés parmi les astrologues, les sorciers, les devins, qui pullulaient au moyen-âge, et qui ont été remplacés de nos jours par les somnambules, les médiums et autres faiseurs de tours. Mais laissons là ces sorciers pour nous entretenir de certains alchimistes, véritables savants, qui ne s'occupaient que de la transmutation des métaux ; quelques-uns ont cru sincèrement y avoir réussi :

1. M. Moissan. *Comptes rendus de l'Académie des sciences.*

2. La transmutation des métaux était le changement d'un métal en un autre : du plomb, par exemple, en or, que certains alchimistes croyaient obtenir dans leurs opérations.

mais ils ont été, comme nous le verrons plus loin, trompés par les apparences.

Et, à ce propos, l'œuvre remarquable de M. Berthelot, sur les origines de l'alchimie, nous donne les renseignements les plus précis.

M. Berthelot a consulté, pour écrire son ouvrage, les papyrus et les manuscrits qui ont rapport à l'alchimie, depuis les temps les plus anciens. Les uns viennent des Grecs, d'autres viennent de l'ancienne Égypte, d'autres enfin des musées de Leyde, de Berlin, de Venise, du Louvre, etc., etc. ; tous ces manuscrits ont été photographiés, traduits et déposés à la Bibliothèque Nationale.

C'est lorsqu'il fit son voyage en Orient, en 1869, à l'occasion de l'inauguration du canal de Suez, après avoir visité les ruines des villes et des temples de l'ancienne Égypte, depuis Alexandrie jusqu'à Thèbes, que M. Berthelot résolut de faire l'étude de l'alchimie et qu'il se procura les premiers documents sur cette question.

L'Égypte est précisément le berceau de l'alchimie.

Ce travail, dit-il, m'a coûté beaucoup de peine et de temps. Personne mieux que cet éminent chimiste ne pouvait étudier les procédés employés à cette époque ancienne et les comparer aux nôtres.

« Toutes les opérations réelles que faisaient les alchimistes, dit M. Berthelot, nous les répé-

tons chaque jour dans nos laboratoires, et nous
exécutons en outre une multitude d'autres manipulations et de métamorphoses qu'ils ignoraient,
ou qu'ils avaient longtemps rêvées sans jamais
pouvoir y atteindre.

« Et la transmutation des métaux n'a pas lieu
même sous l'influence des forces dont nous dis-
posons aujourd'hui, forces autrement puissantes
et subtiles que les agents connus des anciens. »

Les apparences, ajoute M. Berthelot, ont d'ailleurs trompé beaucoup d'alchimistes ; car ils
pouvaient retirer de l'or d'un certain sulfure auri-
fère qui ressemble beaucoup à un métal, de
même qu'ils extrayaient l'argent du plomb argentifère par coupellation[1].

Mais l'extraction de l'or préexistant dans un
métal, ou la fabrication de l'or de toutes pièces,
ce sont là deux choses distinctes; cependant, elles
se confondaient dans l'esprit des anciens opéra-
teurs.

Maintenant, peut-on affirmer que la transmutation des métaux est impossible? Nul ne peut le
dire *a priori*, c'est là une question de fait et
d'expérience.

---

1. La coupellation est une opération qui a pour but de
séparer l'argent du plomb argentifère. Cette opération se fait
dans une petite capsule en phosphate de chaux à laquelle on
donne le nom de coupelle. Sous l'influence de la chaleur, le
plomb se fond, s'oxyde et s'infiltre dans la coupelle, tandis que
l'argent reste à l'état métallique.

Bien des savants, et des plus illustres, pensent aujourd'hui qu'il n'existe qu'une seule matière, l'hydrogène, par exemple, qui, condensé de différentes façons, donne tous les métaux. S'il en est ainsi, on pourra peut-être un jour transformer le plomb en argent ou en or[1].

Tout ce que l'on peut dire, c'est que l'épreuve expérimentale, souvent essayée, a échoué jusqu'à présent, et que le jour où l'on réussira est sans doute encore bien éloigné.

Il n'en est pas moins vrai que tous les historiens anciens affirment que certains alchimistes faisaient de l'or. Cela prouve que lorsqu'il s'agit de science, il ne faut pas s'en rapporter à toutes ces légendes qui s'évanouissent quand on les examine d'un peu près, ainsi que l'a fait M. Berthelot.

Les flots de vinaigre qu'Annibal a versés sur les Alpes, pour les dissoudre et livrer passage à son armée ; les miroirs d'Archimède qui, des remparts de Syracuse, brûlaient la flotte ennemie, et mille autres choses aussi extraordinaires, nous paraissent peu conformes à la vérité.

On ne peut s'appuyer sur de telles légendes pour affirmer l'exactitude de pareils faits, la science ne peut avancer qu'à l'aide d'expériences précises.

---

1. Telle était l'opinion de M. Dumas, l'éminent chimiste, lorsqu'il y a quelque quarante ans il nous faisait ses leçons sur la philosophie chimique.

Il ne peut être que.tion ici des choses miracu-
leuses racontées dans les Livres Saints : là, ce
sont des actes de foi, non plus des faits scientifiques.

APPENDICE G

Encore une légende.

Découverte du café. — Le café vert. — Le café brûlé.
La caféine. — La caféone.

Détruisons encore une légende, ce sera la dernière, car cela pourrait nous mener trop loin. Voici ce que la tradition rapporte :

« Un berger s'aperçut que ses chèvres étaient d'une gaîté folle, et sautaient plus fort que d'habitude chaque fois qu'elles avaient brouté les baies d'un certain arbrisseau ; le berger, après en avoir mangé, fut aussitôt très gai et eut une nuit très agitée. »

Le café était découvert...

C'est là une fable ; car la baie de café, ou le café vert, n'est nullement excitante ; c'est, au contraire, par la caféine qu'elle contient un calmant ; on l'emploie, en médecine, contre la coqueluche, la goutte, les palpitations de cœur, etc., etc.

Quoiqu'il en soit de cette vieille histoire, l'hon-

neur de cette découverte n'appartiendrait qu'à
moitié au chevrier observateur ; le surplus appartient à celui qui, le premier, s'est avisé de torré-
fier le café. En effet, la décoction de café vert est
une boisson insignifiante ; mais la carbonisation
y développe un arome qui resterait éternellement
inconnu sans l'intervention de la chaleur.

C'est le supérieur d'un couvent de Syrie qui,
le premier, fit griller le café, et découvrit ses
propriétés stimulantes. Il fut tellement excité par
cette liqueur que, pendant trois jours, il ne put
fermer l'œil. Il en fit prendre à ses moines pour
les tenir éveillés pendant les offices de nuit et
cela réussit à merveille pendant quelque temps ;
mais l'excitation diminuant de plus en plus avec
l'usage, le sommeil reprit ses droits. Les moines
n'en conservèrent pas moins la douce habitude
de prendre du café, habitude qui, du couvent, se
répandit rapidement dans le monde entier.

Voilà au moins une légende qui est vraisem-
blable.

Ainsi, la torréfaction change complètement la
nature du café. Il se forme, aux dépens de la
caféine, une huile essentielle que les chimistes
appellent caféone, et qu'on appelle vulgairement
essence de café.

L'action du café est donc différente, suivant
qu'on l'emploie vert ou torréfié. Dans le premier
cas, l'infusion agit par la caféine seule ; c'est un
médicament sédatif. Dans le second cas, elle agit

surtout par la caféone et devient une boisson
aromatique et excitante. Si celle-ci peut donner
des palpitations de cœur, l'autre peut les calmer.

L'essence de café, ou la caféone, est un poison
énergique ; trois gouttes de cette huile tuent un
chien.

APPENDICE H

Les prés maudits.

Le charbon. — L'anthrax. — Le furoncle. — Comment on cultive les clous. — Détruisons la mauvaise graine. — Le cautère. — Les bonnes et les mauvaises humeurs.

Nous savons maintenant que la maladie du charbon est donnée par un microbe découvert par le Dr Davaine ; cette maladie contagieuse est très fréquente chez les herbivores, qui peuvent la communiquer à l'homme. Elle fait son apparition par un bouton, une espèce de clou qui devient noir, de là son nom de charbon. Lorsqu'on est atteint de cette maladie, l'empoisonnement ne tarde pas à se produire.

Il existe en France, dans certaines contrées : Bourgogne, Champagne, Brie, etc., des prés qui empoisonnent tous les bestiaux, et que, pour cette raison, on a appelés prés maudits.

M. Pasteur révéla la cause de ce perpétuel empoisonnement. Il constata que, dans tous ces

prés, on avait enfoui, depuis un temps plus ou
moins long, des animaux morts du charbon, et
que les microbes de cette maladie remontent continuellement à la surface du sol. Là, ils se mê-
lent à l'herbe, et empoisonnent les animaux,
moutons et bœufs, qui la mangent. D'où cette
déduction qu'il faut consacrer, à l'enfouissement
des animaux charbonneux, un lieu parfaitement
clos, où les animaux sains ne pénètreront jamais.
On peut, pour plus de sûreté, les désinfecter au
moyen d'un antiseptique quelconque : la chaux
vive, par exemple.

Non seulement M. Pasteur a trouvé la cause
de cette terrible maladie, qui faisait mourir chaque
année un si grand nombre de bestiaux, mais il en
a indiqué le remède. On inocule maintenant le
charbon aux herbivores, qui sont ainsi préservés
de la maladie, comme nous sommes préservés
de la variole par la vaccination. Et ces bestiaux,
ainsi vaccinés, peuvent paître les prés maudits
sans dangers.

Nous pouvons gagner l'infection charbonneuse
par l'air, l'eau, le lait cru et la viande mal cuite
des animaux morts du charbon. Une mouche qui
vient se poser sur nous, après avoir été sur un
de ces animaux, peut nous communiquer la maladie.

Cette maladie fait un grand nombre de victimes chez les ouvriers qui travaillent la peau, la
laine, le crin des animaux charbonneux. Par le

travail de ces matières, les ouvriers font voler autour d'eux le germe de la maladie, qu'ils absorbent d'une façon ou d'une autre.

C'est surtout d'Amérique que nous vient maintenant cette infection Là, l'inoculation pasteurienne n'est pas encore en usage, et parmi les peaux qu'on nous expédie, un grand nombre provient d'animaux charbonneux.

L'*anthrax*, qu'il ne faut pas confondre avec le charbon, quoique les noms aient exactement la même signification, l'anthrax qui est également dangereux, et même le furoncle qui n'est que douloureux, sont produits par des microbes. Oui, le furoncle, vulgairement dit le clou, provient d'un microbe spécial découvert par Pasteur.

Ce microbe est aérobie, c'est-à-dire qu'il ne peut se développer qu'au contact de l'air.

Lorsque nous l'avons absorbé d'une façon quelconque, il est emporté par la circulation du sang dans toutes les parties du corps, et arrive sous la peau où il se fixe. Là, à travers les pores, il reçoit l'air nécessaire pour vivre et pulluler, et bientôt il se forme un petit bouton[1], qui, au début, ressemble à une morsure de puce. Il ne demande plus maintenant qu'à grossir et à devenir un clou parfait. Et il semblerait que l'on fasse tout pour arriver à ce beau résultat.

1. Il est bien entendu que ce microbe peut, de l'extérieur, pénétrer sous la peau par une simple piqûre d'épingle, une petite écorchure. C'est alors plus vite fait.

C'est, en effet, au moyen de cataplasmes émollients qu'on le traite ; sous l'influence de leur chaleur douce et humide, le furoncle pousse comme un champignon sur une couche, et même il n'est pas rare de le voir se multiplier.

On reconnaît que le clou est mûr quand il est tout à fait blanc. Il renferme alors des millions de microbes qui, arrivés à l'état parfait, ne demandent qu'à prendre l'air. C'est alors que le clou crève sous leur pression et le pus, qui n'est qu'une pâte toute formée de ces microbes, se répand un peu partout sur les vêtements, sur les linges, etc., etc. Ils sèchent, se réduisent en poussière, et le vent les emporte et les sème. Bientôt ils trouveront un bon terrain où ils pourront s'implanter et se développer de nouveau.

Répétons-le sans cesse, détruisons cette mauvaise graine lorsqu'elle est encore humide ; détruisons les crachats des malades atteints de la phtisie, de la coqueluche, de la rougeole, du croup, etc., etc. ; en un mot, détruisons tous les poisons qui sortent de notre corps quand nous sommes malades, et nous éviterons le plus grand nombre des maladies contagieuses[1].

1. On traite maintenant les clous par les antiseptiques, et le professeur Verneuil préconise le traitement suivant qui est d'une efficacité certaine: faire plusieurs fois par jour, pendant cinq minutes, des pulvérisations d'acide phénique (5 à 10 gr. d'acide phénique pour un litre d'eau), et recouvrir le furoncle de compresses imbibées d'eau boriquée à 4 pour 100.

Après avoir parlé des clous qui, dit-on, épurent le sang, disons un mot des cautères dont nous avons vu faire un grand emploi dans notre jeunesse.

S'il y a encore des médecins qui croient aux bienfaits de la suppuration, du « pus louable », pour la guérison des blessures, il s'en trouve d'autres qui croient au pus malfaisant, aux mauvaises humeurs qui corrompent le sang. Ces médecins humoristes font une petite incision au bras de certains malades et y logent un pois, pour empêcher la cicatrisation : c'est ce qu'on appelle un cautère.

Nous savons maintenant ce qui se passe en pareil cas : c'est la porte ouverte aux microbes de la suppuration et de beaucoup d'autres.

Ces microbes s'introduisent dans la plaie où ils pullulent en décomposant la chair autour du cautère. Le résultat de cette décomposition est un pus abondant qui ne cesse de couler.

C'est ainsi que les malades se débarrassent de leurs humeurs peccantes et qu'ils ne conservent plus que leur bonne humeur.

Nous rions aujourd'hui de cette théorie des bonnes et mauvaises humeurs, et cependant, hier encore, les cautères permanents étaient fréquemment employés comme dérivatifs dans un grand nombre de maladies.

Les bons médecins ne veulent plus entendre

parler de pus d'aucune espèce, et toute plaie qui suppure fait honte à celui qui la soigne.

Depuis Pasteur, on admet que toutes les humeurs qui s'accumulent dans les tissus du corps ou qui suppurent, proviennent des microbes. Parmi eux, sont les germes de la fièvre purulente, de la fièvre puerpérale, de la pleurésie purulente ; mais il faut citer surtout les microbes de la tuberculose, qui produisent certaines tumeurs osseuses, les scrofules (vulgairement écrouelles), les humeurs froides, etc.

———————

APPENDICE I

Sortie du bal.

Les chaufferettes. — Un drame dans une voiture. — Encore un préjugé. — D'où vient la plupart des rhumes? — La sortie du bal.

Depuis quelques années, les cochers se servent, pour chauffer leurs voitures, d'appareils constitués par une enveloppe en tôle dans les flancs de laquelle brûle lentement une briquette en charbon aggloméré ; condition favorable à la transformation intégrale du charbon en oxyde de carbone.

Mais ce n'est pas tout, pour favoriser la combustion lente de la briquette, on y mélange des sels de plomb qui dégagent des vapeurs plombifères, ce qui fait deux poisons pour un. On court ainsi le risque, si l'on échappe à l'un, de ne pas éviter l'autre.

Ce qui peut arriver de plus heureux pour le voyageur, c'est que la briquette répande une odeur désagréable ; ainsi prévenu, il ouvrira une

des glaces et évitera une partie du danger ; si
malheureusement le combustible ne sent pas
mauvais, le client, sans méfiance, sera gravement
exposé.

Mais écoutons le récit détaillé du Dr Motet, qui
a failli être victime d'un de ces accidents[1] :

« Je pris une voiture chauffée par une briquette,
les glaces des portières étaient fermées ; mais,
comme je ne ressentais aucune mauvaise odeur,
je ne pensais pas à baisser l'une d'elles ; je n'étais
pas dans cette voiture depuis trois minutes que,
tout à coup, j'eus la sensation de deux coups por-
tés sur les oreilles avec une violence inouïe ; et
un tintement d'une vibration aiguë, intense, sui-
vit ; puis ma tête fut projetée contre les parois de
la voiture. Ce fut un éclair, et j'eus conscience
de la cause du malaise que j'éprouvais, puisque
j'étendis la main, je baissai la glace et instinctive-
ment je présentai la tête à la portière. C'est là
mon dernier souvenir précis...

« Voilà maintenant six semaines que j'ai été
surpris par cet empoisonnement d'oxyde de carbone, et je ne suis pas encore guéri.

« J'ai été empoisonné en moins de trois minutes, et si l'intoxication n'a pas été plus grave,
c'est que j'ai pu me rendre compte de ce qui
m'arrivait, et ouvrir la glace de la voiture. Une
femme, un enfant, surpris comme je l'ai été, ne

_____

1. Voir les *Annales d'hygiène*, mars 1894.

s'en seraient pas tirés aussi heureusement que
moi. »

Les voyageurs prudents laissent toujours les
glaces de la voiture ouvertes. Ils peuvent ainsi
avoir les pieds chauds et éviter l'empoisonnement ; mais voici ce qui arrive : l'air glacial et
humide du dehors, fouettant le visage, pénètre
par le nez et la bouche jusqu'aux poumons, et,
pour un rhume de cerveau qu'on évite en se
tenant les pieds chaudement, on risque d'attraper
une fluxion de poitrine.

Je vous conseille donc, avant de monter dans
une voiture, de toujours faire retirer la chauffe-
rette ; le cocher la placera sous ses pieds, il sera
fort content, et il n'y aura de danger pour personne.

Combattons encore un préjugé : on est persuadé
que le refroidissement du corps, et surtout des
pieds, est la cause ordinaire des rhumes[1].

Lorsque l'hiver vous faites votre promenade,
vous n'avez froid nulle part ; car vous êtes généralement bien couvert, souvent trop, et la marche
réchauffe les pieds ; mais ce que vous ne pouvez
réchauffer, c'est l'air froid et humide que vous
respirez et qui arrive dans les poumons ; c'est lui
qui, le plus souvent, est la cause des coryzas,
des maux de gorge, des catarrhes, des bron-
chites, etc.

---

1. Il y a même des personnes qui n'osent se laver les pieds
à l'eau froide dans la crainte d'attraper un coryza.

Les ouvriers qui ont l'habitude de travailler en plein air n'éprouvent pas toutes ces misères, parce qu'ils ne sont pas comme nous amollis par la chaleur malsaine de nos calorifères.

Aussi ne peut-on trop recommander aux personnes sujettes aux rhumes, d'éviter de sortir par une température basse et pluvieuse, surtout lorsqu'un moment auparavant elles étaient dans un lieu échauffé. Une bonne précaution est de placer, dans de tels cas, un mouchoir devant la bouche, ou mieux encore, une cravate en laine à travers laquelle l'air filtre et se réchauffe.

C'est surtout pour les jeunes filles qui sortent du bal qu'il est utile d'en agir ainsi.

Combien de jeunes filles ont attrapé une fluxion de poitrine après un bal, en quittant un salon où régnait une atmosphère étouffante, pour respirer, immédiatement après, l'air glacial du matin.

> Hélas! que j'en ai vu mourir de jeunes filles!
> .   .   .   .
> .   .   .   .
> Elle aimait trop le bal, c'est lui qui l'a tuée.

APPENDICE J

La Gaieté.

La gaieté. — L'ennui. — Conseils du docteur Bourru.

> L'homme doit être gai.
> De tous les animaux, il est le seul qui rie.

Nous finirons par une note gaie.

Et pourquoi pas? La gaieté n'est-elle pas une des conditions de la santé.

La gaieté est hygiénique, elle chasse les humeurs noires et dissipe les tristes préoccupations.

La gaieté est un stimulant énergique qui exerce une influence favorable sur toutes les fonctions digestives.

Lorsque nous dînons tristement seuls, nous mangeons peu, notre digestion est lente et pénible; au contraire, quand nous dînons en compagnie de personnes gaies, nous mangeons avec plus d'appétit, et nous digérons mieux.

La gaieté n'est pas seulement hygiénique, elle

opère également des cures remarquables. Depuis
longtemps j'éprouvais des migraines intermittentes que la quinine ne pouvait faire disparaître.
Un jour, mon médecin me dit : « Allez voir la
Cagnotte? » Cette pièce me fit tant rire, qu'à partir
de ce moment je me sentais déjà mieux.

On pourrait citer bien des cas où le rire, la
gaieté, les distractions agréables ont produit des
cures merveilleuses; mais nous ne parlerons que
d'un cas où le rire produit un effet immédiat.
Tout le monde connaît l'heureuse influence qu'il
exerce sur une petite infirmité. Combien de personnes ne peuvent émettre un certain liquide
qu'avec beaucoup de difficulté? Le rire, en ame-
nant la contraction saccadée des muscles de l'ab-
domen, comprime la vessie et chasse au dehors
le liquide distillé par les reins.

Les médecins disent, que pour bien se porter,
il faut se tenir la tête fraîche, le ventre libre et
les pieds chauds; qu'il faut bien mâcher et vivre
en bon air.

A ces préceptes hygiéniques nous ajoutons :
soyez honnêtes, soyez gais.

La bonne humeur et une franche gaieté sont
aussi utiles à la santé que l'air pur et une bonne
alimentation.

Évitons les sociétés où l'on s'ennuie, les con-
certs d'amateurs où l'on baille; rien n'est plus
fatigant que l'ennui. Évitons surtout, quand nous
allons au théâtre, les pièces tristes, la musique

sérieuse, les opéras de Wagner, par exemple. Ils portent à l'hypocondrie, et quand on en prend trop, on va se jeter dans le lac, comme ce pauvre roi de Bavière. Et puis, n'avons-nous pas assez de sujets de tristesse réelle sans y ajouter encore les tristesses dramatiques et musicales?

Hélas! si nous ne pouvons tous être gais, tâchons au moins de chasser la tristesse et l'ennui par des occupations variées.

L'ennui est une maladie de l'âme, connue surtout de l'homme oisif; souvent même il ne parvient pas à se distraire en voyageant,

Car l'ennui monte en croupe et galope avec lui.

Pour chasser l'ennui et les tristes préoccupations, Voltaire disait:

« Prenez une bêche, un râteau et cultivez votre jardin. »

Jean-Jacques Rousseau disait:

« Prenez une scie, un rabot et faites de la menuiserie. »

Enfin, voici comment Fénelon s'exprimait à ce sujet :

« Heureux ceux qui se divertissent en s'instruisant et qui se plaisent à cultiver leur esprit par les sciences, en quelque endroit que la fortune ennemie les jette, ils portent toujours en eux de quoi s'entretenir, et l'ennui qui dévore les autres hommes au milieu même des délices est inconnu

à ceux qui savent s'occuper par quelque travail. »
(*Télémaque.*)

Une douce philosophie n'est pas non plus inutile pour le bonheur. Les uns voient toujours
tout en rose; d'autres, en noir; ceux-ci se trompent aussi souvent que ceux-là; mais les premiers ont un grand avantage sur les derniers, ils
sont plus gais. Rien, d'ailleurs, n'arrive dans la
vie, ni comme on le craint, ni comme on l'espère.

> De leur meilleur côté, tâchons de voir les choses,
> Vous vous plaignez de voir des rosiers épineux,
> Moi, je me réjouis et rends grâce aux dieux
>   Que les épines aient des roses.
>
> (Alphonse KARR.)

Pour finir par une note gaie, nous donnerons
la parole à Gyp:

De temps en temps un bon morceau de Gyp, ou
d'un autre, pourvu qu'il soit spirituel, ne fait pas
de mal.

Gyp est d'ailleurs dans le « train », c'est son
mot, quand il s'agit d'hygiène. Écoutons les conseils que son docteur, le docteur Bourru, donne à
Madame de Recta, sur la manière d'élever ses
nombreux enfants. Ce docteur est un vieil ami
de la maison, qui a son franc parler.

Après avoir dit à Madame de Recta que son
nez est rouge, parce que son corset est trop serré,
il examine les enfants et dit :

« — Ils sont en mauvais état, tous ces gosses-

là ! rien de grave ; mais des gencives pâles, des
chairs flasques ! je parie qu'ils ont aussi des chambres à coucher obscures comme ce salon, où il ne
fait pas clair même en plein jour, avec des rideaux, des tentures, des tapis ?... »

Madame de Recta fait signe que oui.

« — Mais, c'est idiot ! Mais élevez-moi donc
ça en plein air, et entre quatre murs blanchis à la
chaux... sur un parquet, et sans calorifère, ni
poêle surtout !.. et que le jour et l'air entrent,
tonnerre !... C'est pas des vers à soie, vos enfants !... Je ne dis pas qu'à ce régime-là ils deviendront jamais des hercules, non !... mais ils sont
gentils, suffisamment bien constitués et ils se
porteront bien...

« — Et tâchez de ne pas surmener les garçons,
n'est-ce pas ?... A douze ans, ne mettez pas ces
pauvres enfants en pension entière surtout... Ah !
si vous faisiez ça, vous pouvez être sûre que je ne
mettrais plus les pieds chez vous !...

« — Les enfants, pour que ça se porte bien, il
faut que ça coure au soleil, à la pluie, que ça
fasse des boules de neige l'hiver, et du patau-
geage l'été... que ça vive comme de petits animaux, que ça soit libre, enfin !... et au lieu de ça
on les parque, on les enferme, on les pomponne,
on les civilise, on les déforme !...

« — Dieu que les hommes sont bêtes ! et les
femmes donc !... »

APPENDICE K

Les Drogues.

Chaque année, au renouvellement de la saison,
l'on voit apparaître, à la quatrième page des
journaux, des annonces de pharmaciens à peu
près conçues en ces termes: « Au retour du
printemps, l'organisme animal, tout comme le
monde végétal, subit une sorte de renouveau. Il
monte dans l'arbre humain une sève qui bouil-
lonne, et qui pourra, si on ne prend quelques
remèdes préventifs, produire des rougeurs ou
des boutons sur le nez, le front, les joues, les
oreilles... »

Que faut-il faire pour éviter ces éruptions prin-
tanières?

A cette demande, posée par le pharmacien, celui-ci s'empresse de répondre : « Prenez mon purgatif » ; et après en avoir fait connaître toutes les vertus, il recommande de ne pas le confondre avec le purgatif de son voisin ; celui-là, loin de purger, constipe !

Ce qu'ils disent des purgatifs s'applique, bien entendu, aux dépuratifs et autres drogues.

Combien de personnes se laissent prendre à toutes ces belles annonces et pensent encore qu'un bon purgatif, pris au commencement du printemps, est une excellente chose. Jadis, à pareille époque, on avait l'habitude de se faire saigner plusieurs fois.

A ce propos, nous répéterons ce que disait un grand médecin : Gardez-vous d'user dans la santé des ressources destinées à la maladie ; les prétendus remèdes de précautions ont plus occasionné de maladies qu'ils n'en ont prévenu.

Après les purgatifs et les dépuratifs, ce que l'on voit le plus souvent aux annonces, ce sont les phosphates de chaux destinés à fortifier la charpente osseuse.

Nous avons connu un célèbre médecin, qui prétendait que le phosphate de chaux était le remède à tous les maux, et il recommandait à tous ses malades d'avaler des coquilles d'œufs. Il se trompait certainement sur la valeur de son remède : en effet, les coquilles d'œuf contiennent surtout du carbonate de chaux et non du phos-

phate. En cette circonstance, il eût mieux fait
d'ordonner des os légèrement calcinés et finement
pulvérisés.

Chaque pharmacien a son phosphate, dont
l'origine est différente ; mais le meilleur phosphate, dit-on, se prépare avec une certaine substance appelée *album græcum;* on la rencontre
sous forme de petites boules blanches, le long
des chemins où elles ont été déposées par les
chiens qui ont mangé beaucoup d'os. Cette substance renferme, par conséquent, du phosphate
de chaux presque pur ; de plus, les sucs digestifs
du chien lui ayant déjà fait subir une excellente
préparation, ce phosphate est devenu parfaitement assimilable.

Ces petites boules blanches sont donc très
propres... à confectionner des pilules pour les
personnes qui ont les os délicats. C'est là une
plaisanterie de mauvais goût, me direz-vous ;
quoiqu'il en soit, il serait préférable de fournir à
notre corps toutes les substances qui lui sont
nécessaires par une alimentation convenable.

Ainsi, les phosphates se trouvent surtout dans
le pain[1], la viande, le poisson, les légumes secs
(pois, haricots) et plus encore dans les œufs et le
lait.

1. Nous avons vu (chapitre 1er) que la farine bise du blé
qui vient immédiatement sous le son, est la plus riche en
phosphate; cependant, la farine blanche, et par conséquent
le pain blanc, contiennent encore des traces importantes de
phosphate.

La charpente osseuse d'un enfant qui vient au monde augmente considérablement pendant la première année, et cependant l'enfant n'a pris, pour toute nourriture, que du lait ; ce résultat est facile à comprendre, lorsqu'on se rappelle qu'un litre de lait contient trois à quatre grammes de phosphate de chaux assimilable, sans parler de traces importantes de phosphates de potasse, de fer, de magnésie, etc.

Le lait n'est pas seulement un excellent aliment pour les enfants, il convient à tous les âges : jeunes ou vieux, ne vous privez pas de ce premier aliment qui est aussi le meilleur, estimez-le beaucoup et faites-en une grande consommation.

Le lait est le vin des vieillards.

Quand le lait est mal digéré, quand il purge, c'est que, le plus souvent, il est de mauvaise qualité ou qu'il n'est pas bouilli ; le lait qui est bien digéré peut, au contraire, constiper, parce qu'il est presque totalement assimilé. Il en est de même des œufs, des viandes rôties, du pain blanc bien cuit ou grillé ; de plus, ces aliments se digérant dans la bouche ou dans l'estomac, donnent peu de travail à l'intestin. Les fruits et les légumes dont la digestion a lieu dans l'intestin produisent généralement un effet inverse. Ici encore, les aliments peuvent, en bien des circonstances, remplacer les drogues pour obtenir le *pour* et le *contre*[1].

En continuant la revue des drogues annoncées dans les journaux, nous arrivons aux pepsines et aux peptones.

La pepsine est sécrétée par l'estomac, sa fonction est de dissoudre la viande ou les autres matières azotées. La matière azotée, ainsi digérée, prend le nom de peptone.

Le défaut de pepsine dans l'estomac peut provenir d'une mauvaise hygiène, il peut être le résultat d'une nourriture échauffante.

Ainsi l'estomac, sous l'influence des forts assaisonnements, sécrète une trop grande quantité de pepsine; mais, comme toute excitation d'un organe en amène l'affaiblissement, il en résulte que cette sécrétion diminue de jour en jour et finit par tarir. On en arrive, avec un pareil régime, à avoir un estomac en parchemin ne pouvant plus donner une goutte de pepsine! d'où la dyspepsie.

Heureusement, il se trouve dans la nature un animal, le cochon, dont l'estomac contient toujours de la pepsine en abondance: c'est là qu'on ira la chercher, et les pharmaciens en feront des pilules qui viendront en aide aux pauvres estomacs humains.

Mais ces pilules prises au moment des repas, pour faciliter la digestion de la viande, ne suffi-

1. Voir la digestion des aliments, chapitre VI.

sent pas toujours; on en est quelquefois réduit à se nourrir de viandes préalablement digérées : c'est-à-dire de peptone.

Voici comment on l'obtient :

On met dans une marmite : de la viande, un peu d'eau et de la pepsine de cochon, et l'on maintient le tout à la température de 37 degrés, qui est celle de l'estomac; au bout de quelque temps, la viande est complètement dissoute, digérée et forme ce qu'on appelle la peptone artificielle.

Écoutons maintenant le Dʳ Germain Sée, *Régime alimentaire :*

« Il n'y a qu'une chose qui puisse guider dans le choix de la peptone. Plus la peptone est pure, plus son odeur est repoussante; mais il ne faut pas en conclure que toutes les peptones qui sentent mauvais soient pures : ce serait là une grande erreur. »

En effet, la peptone, ainsi que nous le verrons, est souvent falsifiée.

Mais ce n'est pas tout, pour donner à ces peptones certaines propriétés, quelques pharmaciens y mettent du fer pour enrichir le sang et combattre l'anémie ; d'autres du quinquina, pour stimuler les organes digestifs, ou des phophates pour fortifier les os, ou de l'iode pour épurer l'organisme, ou du coca, ou de la kola...

Enfin, d'autres pharmaciens préparent des vins

où toutes les drogues ci-dessus se trouvent réunies : cela répond à tout.

Tel est le fameux Vin Désiles, pour lequel on fait tant de réclames aujourd'hui ; ouvrez n'importe quel journal et vous y trouverez une annonce célébrant les propriétés de ce merveilleux Vin, de ce Vin qui est bon pour tous les malades.

En effet, dit l'inventeur, mon Vin est bon pour tous les malades ; car chacun d'eux, quelle que soit sa maladie, y trouvera un remède qui lui convient.

Pour moi, le grand avantage de ce vin et de toutes les préparations du même genre, le voici : c'est que dans la grande variété des drogues ainsi réunies, chacune d'elle peut en trouver une autre qui la neutralise : c'est là une chance de salut !

Récolte de la pepsine. — Voici ce que l'on m'a raconté sur la récolte de la pepsine dans le pays des truffes :

Le porc, comme chacun le sait, aime beaucoup les truffes, et il doit même les apprécier beaucoup plus que le plus fin gourmet, car il a le nez beaucoup plus délicat; or, le nez est l'avant-coureur du goût.

On mène donc cet animal à jeun dans les champs à la recherche des truffes ; là, les narines fumantes, et la queue en tire-bouchon vivement agitée, le cochon se met aussitôt à fouiller le sol avec son groin.

Dès qu'il tombe en arrêt sur une truffe et qu'il s'apprête à la manger, on la lui enlève prestement de dessous le nez. Ce supplice de Tantale, souvent renouvelé, a pour effet de faire venir l'eau à la bouche du pauvre animal et en même temps de faire affluer la pepsine dans l'estomac.

C'est le moment de tuer le cochon pour récolter la pepsine avec laquelle les pharmaciens feront leurs pilules digestives.

Quant aux truffes récoltées, une partie servira à truffer les pieds du cochon que le gourmet mangera avec délices ; il pourra même y ajouter, pour aider à la digestion, quelques pilules de pepsine fournies par le même animal.

On voit d'après cela que le porc rend de grands services à l'humanité, et pour toute récompense vous lui donnez le plus vilain des surnoms. Ingrats !

On retire également la pepsine de l'estomac du veau, du mouton et même de celui du chien ; mais la meilleure pepsine est celle de l'autruche, qui digère des cailloux. C'est, pensons-nous, avec cette dernière pepsine que les pharmaciens préparent leurs pilules tridigestives qui, d'après les journaux, font merveille.

Mais voici qui est surprenant et nouveau : on pensait que toutes les plantes vivaient de l'air du temps, il n'en est rien : il s'en trouve un grand nombre qui ont besoin pour vivre, de manger, ou

plutôt de digérer quelques insectes, voire même
de petits oiseaux de temps en temps. Et pour
chacune de ces plantes, la manière de s'emparer
de leurs proies est différente ; il y en a qui les
emprisonnent en fermant leurs feuilles, elles
sécrètent ensuite un liquide qui les englue et les
dissout. Ce liquide n'est autre chose que la pepsine, et la digestion végétale est réellement semblable à celle que détermine le suc gastrique[1].

L'abondance de la sécrétion paraît en rapport
avec la qualité du festin ; une vieille mouche
desséchée laisse la plante impassible, tandis que
pour une grosse araignée, ou pour un papillon
dodu, la sécrétion déborde comme la salive chez
un gourmet qui tient une succulente bouchée
entre les dents.

On retire de ces plantes carnivores la pepsine
qui viendra en aide à nos pauvres estomacs. Cette
pepsine végétale, connue sous le nom de papaïne[2],
est certainement plus ragoûtante que la pepsine
animale, mais on nous dit qu'il ne faut pas s'y
fier et que le plus souvent elle est remplacée par
de la pepsine de cochon.

Nous ne tarderons vraiment pas à être envahis
par la pepsine : déjà l'on prépare une quantité

---

1. On trouve en Amérique des plantes à larges feuilles qui,
en se refermant, emprisonnent de petits oiseaux ; ils sont sans
doute attirés par l'odeur de la sève même qui doit les engluer
et les digérer.

2. Cette pepsine végétale est tirée du *carica papayra*.

d'aliments et de boissons à la pepsine, c'est maintenant le tour du vin de Champagne, et bientôt
toutes les sauces en contiendront. Et pour que
nous n'en manquions jamais, on établira dans les
rues de ces petits distributeurs automatiques de
pilules de pepsine, qui déjà en Amérique
obtiennent le plus grand succès. A force de pepsine nous finirons nous-mêmes par tomber en
dissolution : tous peptonisés !

Falsifications des drogues. — On peut dire que
les remèdes aussi bien que les aliments sont
sujets aux falsifications, et tous les jours des
plaintes sont formulées contre certains pharmaciens peu scrupuleux qui mettent en vente des
préparations altérées ou sophistiquées.

Il y a peu de temps (avril 1896), des prélève-
ments, par ministère d'huissier, ont été pratiqués
chez les pharmaciens soupçonnés, et l'analyse qui
a été faite des produits saisis a amené la découverte de fraudes nettement établies.

Il faudrait des pages, pour énumérer la liste
des falsifications pharmaceutiques qui sont débitées aux infortunés malades, sous forme de médicaments.

Certains pharmaciens, par exemple, servent à
leurs clients de la pepsine ou des peptones falsifiés par l'introduction de gélatine, de glucose,
de glycérine, etc., et pour éviter la corruption
de ce désagréable mélange, ils y ajoutent un antiseptique puissant, l'acide salicylique, l'ennemi

de l'estomac auquel il cause des crises redoutables. Voilà ce qu'on donne aux personnes qui
ne peuvent plus rien digérer.

On trouve dans ces pharmacies : de l'antipyrine
qui contient moitié de bicarbonate de soude, du
bromure de potassium contenant la même quantité de sel de cuisine, des écorces de quinquina
complètement épuisées.

Malheureusement, la fraude sur le sulfate de
quinine, médicament des plus employés en médecine, est très fréquente ; cependant, hâtons-nous
de le dire, d'après tous les auteurs qui ont écrit
sur les falsifications, le sulfate de quinine français est généralement pur. Parmi les quelques
marques qui, en France, offrent une garantie
parfaite, se trouve celle de Pelletier.

Nous savons que c'est Pelletier qui a fabriqué
pour la première fois du sulfate de quinine chimiquement pur.

Mais il nous vient beaucoup de sulfate de quinine étranger à bon marché, et il faut s'en défier ;
le plus mauvais nous vient d'Italie, le pays des
fièvres par excellence !

On falsifie le sulfate de quinine au moyen de
substances fortement amères, et à bon marché,
mais sans aucune propriété médicinale. Quelquefois on y trouve de l'acide salicylique, et l'on
s'étonne trop souvent que le sulfate détraque
l'estomac, sans couper la fièvre.

Et dire que l'administration des hôpitaux de

Paris s'est adressée, il y a peu de temps, aux
droguistes italiens, pour la fourniture complète
du sulfate de quinine, quand on en trouve de si
bon en France ; mais il est trop cher !

Et les pauvres malheureux, réduits à aller à
l'hôpital, où ils sont traités avec de pareilles drogues, continuent à suer la fièvre tout en se détra-
quant l'estomac.

Les médecins ont adressé à l'administration
force plaintes qui, nous l'espérons, modifieront
cet état de choses.

Quand vous irez dans le pays des fièvres, n'oubliez pas d'emporter, ainsi que je vous l'ai
déjà dit, vos paquets de bon sulfate de quinine
et suivez les conseils de votre médecin, autrement
vous serez exposé à claquer des dents et à mourir
dans un lit d'hôtel.

C'est ce qui m'arriva en Italie, pour n'avoir
pas pris cette précaution. Seulement je n'atten-
dis pas la fin : mourant, je revins chez moi en
toute hâte, n'espérant jamais arriver assez tôt.

La fraude se fait également sur les eaux minérales ; ainsi elles sont souvent fabriquées et voici
comment : on fait dissoudre dans l'eau de rivière
ou de puits les éléments qui sont naturellement
en dissolution dans les sources thermales [1]

1. Il suffit, du reste, pour vérifier toutes nos affirmations
sur les fraudes, de jeter un coup d'œil sur les rapports men-
suels du Laboratoiae municipal, publiés par le *Bulletin officiel
de la Ville.*

On fabrique, par exemple, de l'eau de Vichy en
faisant dissoudre dans de l'eau ordinaire toutes
les substances indiquées par l'analyse chimique :
acide carbonique, soude, potasse, chaux, magnésie, etc., et de cette dissolution on remplira des
bouteilles ayant déjà servi et portant encore
l'étiquette de la source des Célestins ou de la
Grande Grille.

Mais il n'est pas besoin de dire que cette opération ne contrefait pas l'œuvre de la nature,
quelque soin qu'on prenne de combiner les mêmes
éléments dans les mêmes proportions. Les eaux
ainsi fabriquées ne possèdent nullement la valeur
médicinale des sources minérales.

Il paraît certain que les corps dissous dans les
eaux minérales naturelles se trouvent dans un
état particulier, que la contrefaçon ne saurait
reproduire. Il se trouve même des eaux dans
lesquelles le chimiste ne trouve rien ou presque
rien, et qui cependant produisent sur l'organisme
les effets les plus remarquables.

L'analyse chimique ne suffit donc pas pour
donner la valeur des eaux minérales. Sous prétexte qu'on ne trouve que des sels en faible proportion dans certaines eaux minérales, beaucoup
de personnes en abusent, croyant qu'il ne peut en
résulter aucun inconvénient, et tel qui arrive aux
« eaux » légèrement indisposé s'en retourne tout
à fait malade. Suivons l'ordonnance du médecin
et nous nous en trouverons mieux.

Nous n'en dirons pas davantage sur la falsification des médicaments, cela nous mènerait trop loin ; donnons seulement, pour finir ce chapitre, la parole à M. Girard, chef du Laboratoire municipal :

« Si l'on se montrait un peu plus sévère contre certains pharmaciens peu délicats ; si, par exemple, on pratiquait l'affichage à la porte de leurs officines, peut-être arriverait-on à empêcher les fraudes de toutes sortes qui se commettent au détriment des malades. Que l'on chasse les brebis galeuses, et l'honorable corporation des pharmaciens ne pourra qu'y gagner. »

Conclusion. — Lorsque mon chien est malade, il se met en rond dans sa niche et se tient chaudement ; il dort beaucoup, mange peu, et boit de l'eau. Après quelques jours de ce régime, l'appétit revient, il avale toute sa soupe il gambade, il est guéri.

Je connais bien des personnes qui, lorsqu'elles sont malades, suivent à peu près l'exemple de leur chien, et ne s'en trouvent pas plus mal.

Il est de fait, que beaucoup de maladies se guérissent par la diète, la chaleur, le repos et une bonne hygiène.

Cependant, je vous conseille de voir un médecin lorsque vous serez malade, et s'il vous ordonne un médicament quelconque, de vous adresser à un bon pharmacien. On en trouve encore.

Mais, chose étrange ! les médicaments, sauf quel-

ques exceptions, ne guérissent et ne sont en vogue
que pendant une certaine période de temps ; ils
doivent être ensuite remplacés par d'autres médicaments d'une nature tout à fait différente. C'est
pour cette raison qu'un grand médecin disait :

« Hâtez-vous d'employer les remèdes pendant
qu'ils guérissent encore. »

Ainsi, tels médicaments jadis proclamés sou-
verains pour le traitement de la goutte, sont una-
nimement rejetés aujourd'hui, et les médicaments
à la mode aujourd'hui ne vaudront plus rien dans
quelque temps ; bien plus, ils pourront devenir
nuisibles !

Ce sont les médecins qui précisent la période
de temps pendant laquelle les médicaments guérissent, mais ce sont les malades qui constatent
fort souvent que cette période est nulle.

Ainsi, pour le rhume de cerveau, c'est à qui
donnera un remède infaillible : rien n'y fait, on
éternue toujours autant et on ne se mouche pas
moins. Les médecins n'ont pu faire qu'une chose,
c'est de baptiser ce rhume d'un nouveau nom, du
nom fort savant de coryza.

N'en est-il pas ainsi de beaucoup de maladies :
leurs noms changent, leur traitement varie, mais
le mal reste le même !

Coryza vient d'un mot grec qui veut dire
pesanteur de tête, cela nous apprend que lorsque
nous sommes enrhumés du cerveau, nous avons
mal à la tête. Nous nous en doutions bien un peu.

APPENDICE L

Un vieux Souvenir.

La pomme de terre et le tabac. — Comment les mauvaises choses se propagent plus vite que les bonnes. — La pomme de terre fait partie d'une famille de plantes vénéneuses. — On se ressent toujours de son origine. — Le poison qu'elle fabrique. — Sa valeur nutritive comparée à celle du pain. — Erreur commise à ce sujet. — Une cure merveilleuse.

On sait que la pomme de terre et le tabac sont originaires d'Amérique. Ces deux plantes, qui furent importées en Europe à peu près à la même époque, vers la fin du xvie siècle[1], eurent une destinée bien différente : le tabac, qui est un poison, se répandit aussitôt en France et dans le monde entier; mais la pomme de terre, qui est un aliment sain, fit péniblement son chemin. Pendant que nous la repoussions de toutes nos forces, sous prétexte de poison, les peuples qui nous entourent s'en nourrissaient utilement.

Mon grand-père me disait qu'à l'époque de sa

1. Le tabac en 1560, la pomme de terre en 1590.

jeunesse personne n'aurait osé manger des pommes de terre, on croyait qu'elles donnaient la lèpre. Au début de notre siècle elles étaient encore dans nos campagnes l'objet d'une répulsion instinctive « bonnes à peine pour les cochons. »

Il fallut en France deux siècles pour triompher de cette aveugle prévention.

Parmentier n'a pas *inventé* la pomme de terre, comme on dit quelquefois ; mais c'est lui qui, à force de persévérance, est parvenu à la propager dans notre pays, et l'on connaît toutes les ruses ingénieuses qu'il dût employer.

Il décida Louis XVI à laisser répandre le bruit qu'il aimait la pomme de terre et qu'il en mangeait tous les jours, il obtint que les dames de la Cour missent à la mode, pour leur coiffure, les fleurs blanches ou violettes, selon la variété des pommes de terre.

Ces efforts bienfaisants rendirent Parmentier suspect pendant la révolution : encore un peu, on l'aurait accusé de connivence avec le roi pour l'empoisonnement du peuple et on l'eût envoyé à l'échafaud comme son illustre ami Lavoisier, qui, lui, fut bien condamné à mort pour avoir empoisonné des citoyens en mêlant au tabac des ingrédients nuisibles à la santé ! Quel prétexte puéril ; mais à cette époque, il n'en fallait pas d'autres[1].

1. L'arrêt porte : « Condamné à mort comme convaincu d'être l'auteur ou complice d'un complot qui a existé contre le

Pendant ce temps-là, nos voisins, grâce à la pomme de terre, se préservaient de la famine qui désolait périodiquement nos campagnes.

Quant au tabac, qui donne des nausées, des sueurs froides, des coliques, etc., la première fois qu'on le fume, il y avait beaux jours qu'il régnait sur toute la France. On le prisait, on le fumait, on le chiquait : il avait même ses entrées à la Cour ; Jean-Bart se présenta un jour devant Louis XIV, la pipe à la bouche.

Si nous avons réuni ici la pomme de terre et le tabac, c'est en raison du lien de parenté qui unit les deux plantes ; toutes deux sont de la famille des solannées, de même que le datura, la belladone, la jusquiame dont le poison est plus violent que celui du tabac.

L'on voit donc qu'une excellente plante peut se rencontrer dans une famille de plantes vénéneuses, de même qu'il n'est pas impossible de trouver un honnête homme dans une famille de voleurs.

Mais, chose singulière, la douce pomme de

peuple français, tendant à favoriser le succès des ennemis de France ; notamment pour avoir mêlé au tabac des ingrédients nuisibles à la santé des citoyens qui en faisaient usage. » On sait que Lavoisier était fermier général, ce qui ne l'empêchait pas de s'occuper beaucoup de chimie. Il rédigeait ses mémoires pendant qu'on le condamnait à mort, et sa phrase reste coupée là où se trouvait sa plume au moment où le bourreau vint le saisir. Le 8 mai 1792, jour de funeste mémoire, cet illustre savant montait à l'échafaud !

terre se ressent de son origine, et à certains moments elle distille le poison comme tous les
membres de sa famille.

Cependant, rassurons-nous, la pomme de terre
ne fait courir aucun danger ; car son poison se
trouve à la surface, le fond reste bon. Ce poison,
en petite quantité d'ailleurs, est dans les germes
qui poussent au printemps, ou bien en hiver
dans les caves humides ; on le trouve aussi dans
les épluchures. On lui a donné le nom de sola-
line, il produit de la somnolence, de l'assoupis-
sement, des vomissements violents...

Mais la pomme de terre n'est pas la seule plante
bienfaisante dans la famille des solanées, on y
trouve aussi la pomme d'amour ou tomate. La
culture de ces deux plantes est totalement différente, dans la première on développe la partie
inférieure et dans la seconde la partie supérieure :
l'une donne un légume, l'autre un fruit.

C'est par erreur que l'on reproche à la pomme
de terre d'être peu nourrissante : sans doute la
pomme de terre nouvelle ne nourrit pas, mais il
en est de même de toutes les primeurs ; le blé vert
ne nourrit pas non plus. Il est vrai encore que la
plupart des pommes de terre qui encombrent les
marchés sont fades, visqueuses, indigestes et sans
valeur appréciable ; mais il en est tout différem-
ment des bonnes espèces arrivées à leur état
parfait de maturité, de celles récoltées en automne.

C'est avec raison que l'on compare généralement les valeurs nutritives du pain et de la
pomme de terre : en effet, celle-ci n'est-elle pas
un petit pain tout fait? on n'a plus qu'à le faire
cuire ; mais pour rester justes, nous devons comparer la pomme de terre et le pain cuits à peu près
dans les mêmes conditions, et non, comme le font
les auteurs, la pomme de terre crue au pain bien
cuit sortant du four et ne contenant plus que 33
pour 100 d'eau.

Or, les bonnes pommes de terre contiennent :
(analyse de Payen).

Eau.	70
Fécule	25
Matière azotée	2.50
Cellulose (épiderme, tissus) . . .	1.24
Sels (phosphate, chaux, potasse, soude).	1.26
	100.000

Mais par la cuisson, sauf la cuisson à l'eau bien
entendu, la pomme de terre perd une quantité
d'eau évaluée, par de faciles expériences, à 20
pour 100. Cette évaporation constatée nous permet
maintenant d'établir la comparaison avec le pain,
et l'on trouve pour la partie nutritive de ces deux
aliments :

	Pomme de terre	Pain
Fécule ou amidon pour 100 . .	31.250	57
Matière azotée — . .	3.125	7
	34.375	64[1]

On voit donc que la valeur nutritive de la pomme est égale, en chiffre rond, à la moitié de celle du pain et qu'elle est bien supérieure à ce qu'on croit généralement.

Il est vrai que la meilleure pomme de terre cuite à l'eau nourrit fort peu, mais le pain trempé d'eau n'est pas plus nourrissant.

Les Irlandais, les Allemands, les Lorrains, etc., en font, pendant une grande partie de l'année, leur unique nourriture. Cultivée près de la chaumière, par la femme et les enfants, la pomme de terre ne revient pas à un sou le kilogramme, et la nourriture d'un adulte ne coûte pas trois sous par jour : à ce prix, aucun aliment ne peut rivaliser avec celui-là.

Aux grands jours d'abondance, dit le docteur Edwards, les Irlandais mélangent la pomme de terre à du lait; c'est leur grand régal. Ce docteur ajoute qu'un Irlandais peut, sans difficulté, consommer 4 kilogrammes de pommes de terre par

---

1. Il est inutile de dire que nous comparons les meilleures pommes de terre au pain de 1re qualité, bien cuit et ne contenant que 33 pour 100 d'eau. (Voir chapitre I.)

jour, quantité qui se rapproche beaucoup de la ration de riz d'un Indou affamé.

Remarquons cependant que la pomme de terre n'est réellement nourrissante que pendant l'automne et l'hiver. Elle commence à germer au printemps et ses bourgeons, en se développant, absorbent sa partie nutritive, mais on peut retarder ce moment en la conservant dans une cave sèche et obscure.

Parmi les bonnes espèces vendues à Paris, on peut citer la pomme de terre saucisse dont la pelure est d'un rouge vif, elle est très farineuse et se conserve bien.

Pour rester farineuse, exquise, tout à fait digestible, la pomme de terre ne devrait pousser que dans un sol léger, sablonneux, modérément fumé, de préférence même avec une fumure de l'année précédente.

Cuites sous la cendre ou bien au four, frites légèrement dans le beurre, les pommes de terre sont fort digestibles, mais elles deviennent tout à fait indigestes lorsque, taillées en petits copeaux, elles sont raccornies dans la graisse.

La pomme de terre cuite ainsi *sans eau* est certainement le légume le plus nourrissant. Nous sommes encore ici en contradiction avec les auteurs qui mettent en première ligne les légumes secs : pois, haricots, etc. En effet, ces légumes, lorsqu'ils sont secs, contiennent beaucoup de particules alimentaires, mais ils ne peuvent.

20

comme la pomme de terre, être cuits sans eau, et, pendant leur cuisson, ils en absorbent une grande quantité : c'est ainsi que leur valeur nutritive diminue, tandis que celle de la pomme de terre augmente.

Une cure merveilleuse. — Ma mère tomba un jour malade. Elle avait une forte fièvre dont on ne connaissait pas la cause. C'était vers 1840, époque où l'on mettait à la diète tous les malades, de même qu'à une autre époque on les saignait et ressaignait jusqu'à épuisement complet.

Ma mère fut donc soumise à une diète sévère. Après six semaines de ce régime, elle était à toute extrémité : on demanda une consultation ; trois médecins arrivèrent, je les vois encore. Ils examinèrent soigneusement la malade et lui demandèrent ce qu'elle éprouvait.

— J'ai faim.

— Que voulez-vous manger?

— Une pomme de terre.

A ces mots, les trois médecins se regardèrent par-dessus leurs lunettes, inquiets et surpris : une pomme de terre ! avec une fièvre de 140 pulsations !

Voulant alors faire diversion à cette singulière idée, l'un des docteurs proposa un jaune d'œuf délayé dans de l'eau chaude, un autre de la gelée de viande (la gélatine était alors dans toute sa gloire[1]), enfin le troisième conseilla du bouil-

1. Voir chapitre II.

lon de cuisses de grenouilles. Ne riez pas, c'est
à la lettre.

Ma mère secoua chaque fois la tête et insista
pour sa pomme de terre. Mon père dit alors :
« Mais pourquoi la lui refuser, puisque c'est une
idée fixe. »

Les trois médecins prirent leurs chapeaux et
se retirèrent.

On fit cuire sous la cendre une pomme de
terre dont on enleva avec soin la pelure durcie;
on ajouta un morceau de beurre et un grain de
sel, et la malade mangea le tout avec appétit. Le
lendemain elle n'allait pas plus mal, seulement
la faim était encore plus grande ; elle mangea
deux pommes de terre, puis trois le jour suivant
et ainsi de suite. C'est par ce régime qu'elle fût
sauvée et qu'elle entra bientôt en pleine conva-
lescence.

Il convient de dire qu'on était en hiver et que
la pomme de terre possédait toute sa valeur nutritive.

APPENDICE M

Les Maisons Maudites.

1º Ingénieurs empoisonnés. — Le cabaret du four à chaux. —
  Une erreur judiciaire. — Une femme condamnée à mort
  pour sa légèreté. — Les plus légers ont été MM. les méde-
  cins-experts.
2º Acide carbonique. — Un gaz qu'on oublie souvent dans la
  composition de l'air. — Sans ce gaz, la terre ne serait qu'un
  vaste désert éclairé par le soleil. — Les merveilles opérées
  par l'acide carbonique et le soleil. — Le feu dérobé au
  soleil. — Les enfants du soleil. — Les poètes avec leur
  féconde imagination sont presque toujours au-dessous de la
  vérité.

Il est question encore ici de charbon comme
dans les prés maudits, mais ce n'est plus du microbe qui porte ce nom, mais bien du charbon
combustible.

Nous avons connu autrefois, dans le nord de
la France, une maison maudite dont on a beaucoup parlé.

Le directeur d'une usine nouvellement installée
occupait cette maison ; il ne tarda pas à y voir
sa santé dépérir : maux de tête, troubles nerveux, anémie l'affaiblirent au point qu'il dût

donner sa démission. L'ingénieur qui le remplaça ressentit exactement les mêmes malaises, un troisième y devint malade. On rechercha la cause de ce singulier phénomène, elle était des plus simples.

La maison habitée successivement par les ingénieurs était adossée à l'usine même, et derrière la muraille se trouvait un four où, sous les chaudières à vapeur, on entretenait constamment un feu actif.

Or, les produits de la combustion, filtrant peu à peu à travers le mur épais de briques réfractaires, empoisonnaient lentement, mais sûrement, les habitants de la maison maudite.

Heureusement, il n'y eut aucun accident mortel à déplorer, car on abandonnait la maison avant d'être gravement atteint.

Mais il n'en est pas toujours ainsi quand la muraille est fissurée et même quand on n'y trouve que des fissures presque imperceptibles. La mort peut être alors instantanée.

Nous en avons eu un exemple récent dans un procès célèbre.

Il y a une dizaine d'années vivaient en Normandie les époux Druaux; ils tenaient un cabaret à l'enseigne du *Four à Chaux*. Ils paraissaient souvent ivres, et quelquefois ils tombaient étourdis. Un jour on trouva le mari mort, et la femme divaguant. Peu de temps après, le frère de la veuve mourait également.

Comme la femme de Druaux était, disait-on, de mœurs légères, on l'accusa de ce double crime.

Les médecins experts, chargés de l'autopsie des cadavres, déclarèrent que les victimes avaient été empoisonnées. Par quel poison ? Pour cela, ils l'ignoraient.

Inconduite d'une part, poison de l'autre, le compte de la femme Druaux fut vite réglé : elle seule pouvait avoir commis le crime, et le 15 novembre 1887, malgré ses pleurs, ses dénégations, ses cris de désespoir, elle fut condamnée aux travaux forcés à perpétuité.

Le cabaret fut ensuite repris successivement par d'autres personnes qui moururent exactement dans les mêmes conditions.

Mais alors la veuve Druaux pouvait bien être innocente.

En effet, elle vient d'être reconnue innocente après avoir subi pendant sept ans le régime des travaux forcés. Il faut du temps pour reconnaître une erreur !

Et dire que cette femme devait être condamnée à mort, mais on trouva des circonstances atténuantes (?)

Quelle était donc la cause de tous ces empoisonnements ? Un four à chaux contigu, qui, à travers la muraille fissurée, dégageait des gaz mortels !

Comment des experts, lorsqu'il est question de

la liberté, et même de la vie d'un accusé, agissent-ils si légèrement ? Le four à chaux qui se trouvait contre le cabaret, l'enseigne même de ce cabaret, aurait dû leur ouvrir les yeux.

Les empoisonnements déterminés par les fours à chaux n'ont plus de secrets pour personne.

Combien d'individus empoisonnés même en *plein air* par ces émanations ! Combien d'ouvriers qui, pour se reposer, se couchent au pied de leurs fours et ne se réveillent plus !

Les gaz en retombant les enveloppent et les asphyxient[1].

On a dit aussi que la veuve Druaux était presque toujours ivre, et cela a contribué à sa condamnation.

Or, les médecins devaient se rappeler que la ressemblance est quelquefois grande entre les asphyxiés par le charbon et les alcooliques.

Quand on la croyait ivre elle était empoisonnée.

Peut-être cette malheureuse femme était-elle de mœurs légères, mais plus légers qu'elle furent MM. les médecins experts.

Conclusion. — Si nous avons parlé de ces maisons maudites, c'est pour confirmer ce que nous avons déjà dit des calorifères.

Tous les calorifères au charbon ont de nom-

---

1. Il ne faut pas oublier que dans les gaz qui s'échappent des fours à chaux c'est l'acide carbonique qui domine, et que ce gaz est beaucoup plus lourd que l'air.

breux joints dans les assemblages des tuyaux, joints à travers lesquels les gaz de combustion peuvent passer, et nous savons aussi que ces gaz traversent les briques et la fonte des foyers, plus facilement même que l'eau ne traverse les pierres poreuses.

C'est surtout quand la combustion est lente, quand le « feu dort », qu'il y a le plus de danger. Au moindre changement atmosphérique, au moindre courant d'air, par les vents d'ouest ou par les temps lourds et brumeux, il y a refoulement des gaz dans les chambres.

Toutes les maisons chauffées par des calorifères au charbon ressemblent un peu aux maisons maudites que nous avons prises pour exemples.

2° *Acide carbonique.* — Lorsqu'il est question du gaz acide carbonique, on ne pense qu'à ses propriétés asphyxiantes : ce gaz est en effet dangereux, cependant sa présence dans l'air, en certaines proportions est indispensable.

Comme, sous ce rapport, il est encore bien peu connu, nous allons en dire quelques mots pour montrer le rôle important qu'il joue dans la nature depuis le commencement du monde.

D'après les physiciens et les chimistes, l'air est un simple mélange de 79 d'azote et de 21 d'oxygène ; ils ont tort de faire généralement abstraction de l'acide carbonique[1].

1. L'acide carbonique est une combinaison de carbone et

Il est vrai que l'air ne renferme que quatre dix millièmes d'acide carbonique, soit quatre litres d'acide pour dix mille litres d'air.

Eh bien, sans cette faible quantité d'acide carbonique répandu dans l'atmosphère, pas une seule plante ne pourrait se développer sur toute la surface de la terre, pas un seul animal ne pourrait y vivre, et le soleil n'éclairerait qu'un vaste désert.

En effet, les plantes ont besoin d'acide carbonique, ou plutôt de carbone pour se développer. Nous savons qu'elles absorbent par leurs feuilles l'acide carbonique et que, sous l'influence des rayons solaires, ce gaz est décomposé en ses éléments : oxygène et carbone. L'oxygène est mis en liberté et le carbone s'accumule dans la plante pour la faire croître, fleurir et fructifier.

Cependant le soleil ne peut opérer cette décomposition de l'acide carbonique sans dépenser de la chaleur : c'est là un travail qui exige une force, et cette force, ou chaleur, est empruntée au soleil.

Lorsque les rayons solaires tombent sur un désert de sable, la surface est échauffée et le sable rayonne finalement autant de chaleur qu'il

d'oxygène. Il se produit de l'acide carbonique pendant la combustion complète du charbon : lorsque la combustion est incomplète, on obtient de l'oxyde de carbone. Ce dernier gaz, en brûlant avec une flamme bleue, donne de l'acide carbonique. Nous savons que le charbon est du carbone impur, et le diamant du carbone pur cristallisé.

en a reçu ; lorsque ces mêmes rayons tombent sur une forêt, la quantité de chaleur rendue sera inférieure à la quantité reçue, parce qu'une partie est employée à la décomposition de l'acide carbonique pour fournir aux arbres le carbone qui leur est nécessaire.

Supposons maintenant que cette forêt prenne feu, elle rayonnera dans l'espace une certaine quantité de chaleur ; or, c'est précisément la quantité de chaleur ravie au soleil par les arbres pendant toute leur croissance.

Il en est de même des forêts ensevelies aux époques antédiluviennes et transformées en charbon. Ce charbon en brûlant rendra la chaleur du soleil emmagasinée il y a des milliards d'années dans les profondeurs de la terre, et retournera dans l'atmosphère sous forme d'acide carbonique. Ce gaz sera de nouveau absorbé, décomposé par les plantes..... et ainsi jusqu'à la fin des siècles[1].

Au commencement du monde, il n'existait pas sur la terre ou dans son sein la moindre parcelle de houille, tout le carbone se trouvait dans l'atmosphère à l'état de gaz acide carbonique. C'est la première graine qui, en germant sous l'in-

---

1. Toutes ces considérations sont l'œuvre d'un homme de génie, de Meyer, médecin allemand, qui, le premier, calcula exactement l'équivalent mécanique de la chaleur ; c'était en 1842. Joule, savant anglais, arriva plus tard aux mêmes conclusions par une voie différente. Hirn, en France, est le savant qui s'occupa le plus de cette question.

fluence du soleil, a décomposé la première molécule de ce gaz pour s'emparer du premier atome
de carbone. Ce carbone, ainsi dérobé à l'atmosphère et accumulé dans les plantes, est l'origine
de la houille.

L'acide carbonique était alors beaucoup plus
abondant qu'aujourd'hui et la chaleur plus grande,
aussi la végétation était-elle extrêmement active.
Nous en trouvons la preuve dans les couches
puissantes de houille qui gisent à des profondeurs
inconnues. La quantité de houille retirée jusqu'à
présent n'est rien auprès de ce qui reste.

On trouve en ce moment du charbon dans un
grand nombre de pays où l'on ne soupçonnait
pas sa présence : voici maintenant que dans la
Silésie un sondage poussé à 2.003 mètres révèle
l'existence de quatre-vingt-trois couches de charbon, formant ensemble une épaisseur de 90 mètres, et ce n'est pas tout !

Quand on pense que nos forêts actuelles, nos
plus grandes forêts équatoriales, réduites sur place
en charbon, ne formeraient pas une couche d'un
centimètre d'épaisseur !

Considérons les choses à un autre point de
vue.

L'homme qui se nourrit de blé, ou plutôt de
pain, est comme la machine que l'on alimente de
charbon. Ce que nous disons du pain on peut le
dire de toute espèce de nourriture : toutes proviennent directement ou indirectement des végé-

taux, toutes contiennent du charbon qui, en brûlant dans nos organes, restituent la chaleur
empruntée au soleil, source du travail, de la
vie[1].

Que nous sommes loin de la fable de Promé-
thée dérobant le feu du ciel, et combien les
poètes, avec leur féconde imagination, sont presque toujours au-dessous de la vérité scientifique!
Le plus petit brin d'herbe dérobe en réalité le
feu du soleil à chaque moment du jour, et il fait
mieux, il le rend intégralement en brûlant.

Ainsi, tout feu qui brûle, toute flamme qui
brille par le charbon, toute chaleur qui brille et
nous anime, a appartenu au soleil.

La locomotive qui file à toute vapeur empor-
tant des centaines de voyageurs puise sa force
dans la chaleur du soleil, et nous, comme la
machine, nous ne pouvons pas faire le moindre
travail, remuer même un doigt sans dépenser de
cette même chaleur. C'est ainsi que nous sommes
dans un sens purement mécanique les enfants du
soleil.

Est-il étonnant que l'homme, contemplant la
puissance active du soleil, en ait fait l'objet de

---

1. L'acide carbonique, qui se décompose en ses éléments,
oxygène, carbone, dans les plantes, et le carbone qui, en brûlant chez les animaux, reproduit l'acide carbonique, agissent
comme un véritable ressort: dans les plantes, ce ressort se
tend au moyen de la chaleur solaire; il se détend, chez les animaux ou dans les machines, en restituant la même quantité de
chaleur.

son culte ? Mais il arrêtait son admiration à l'astre le plus brillant, le plus bienfaisant de ce monde, sans songer à s'élever jusqu'au Créateur[1] !

1. On voit par ces quelques lignes combien ce sujet est intéressant ; nous aurions pu le traiter avec plus de détails et en former comme une préface à une question des plus curieuses de la mécanique, nous voulons parler de l'*Équivalent mécanique de la chaleur*. Cette question, nous avons déjà essayé de la traiter ailleurs.

Paris, le ⬛ juillet 1897.

FIN

TABLE DES MATIÈRES

CHAPITRE PREMIER

Le Pain.

CHAPITRE II

La Viande et le Bouillon.

CHAPITRE III

Le Lait.

CHAPITRE IV

Les Légumes et les Fruits.

CHAPITRE V

Boissons. Assaisonnements. Tabac.

CHAPITRE VI

Comment on doit manger le Pain.

CHAPITRE VII

Les Falsifications.

CHAPITRE VIII

Comment un Aliment peut devenir nuisible.

CHAPITRE IX

Chambres à Coucher.

CHAPITRE X

Respiration et Ventilation.

CHAPITRE XI

Les Calorifères.

CHAPITRE XII

Moyens de s'endurcir.

CHAPITRE XIII

Les Microbes.

CHAPITRE XIV

Histoire d'une Eau de Source.

CHAPITRE XV

Filtres.

CHAPITRE XVI

Les Exercices.

CHAPITRE XVII

Conclusions.

APPENDICE A

Régime pour les Enfants.

Compiègne. — Imprimerie HENRY LEFEBVRE, rue de Solferino, 31.

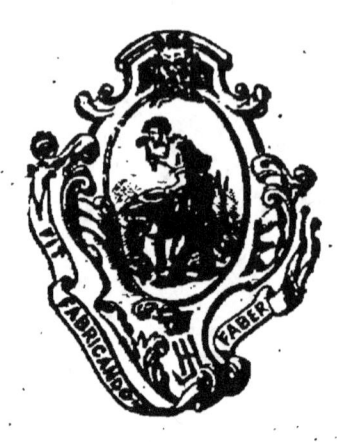

COMPIÈGNE

IMPRIMERIE HENRY LEFEBVRE

31, RUE DE SOLFERINO, 31

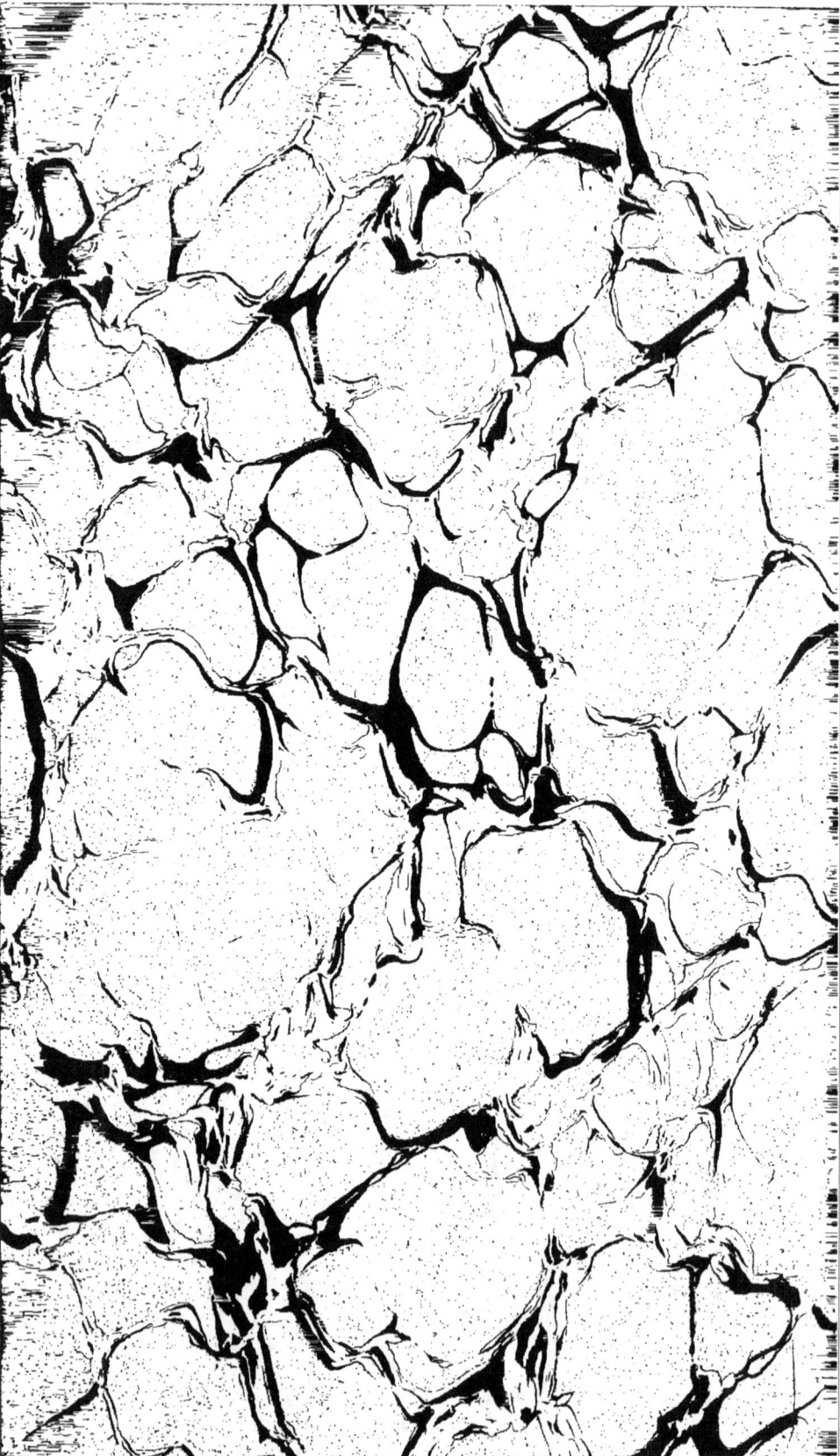

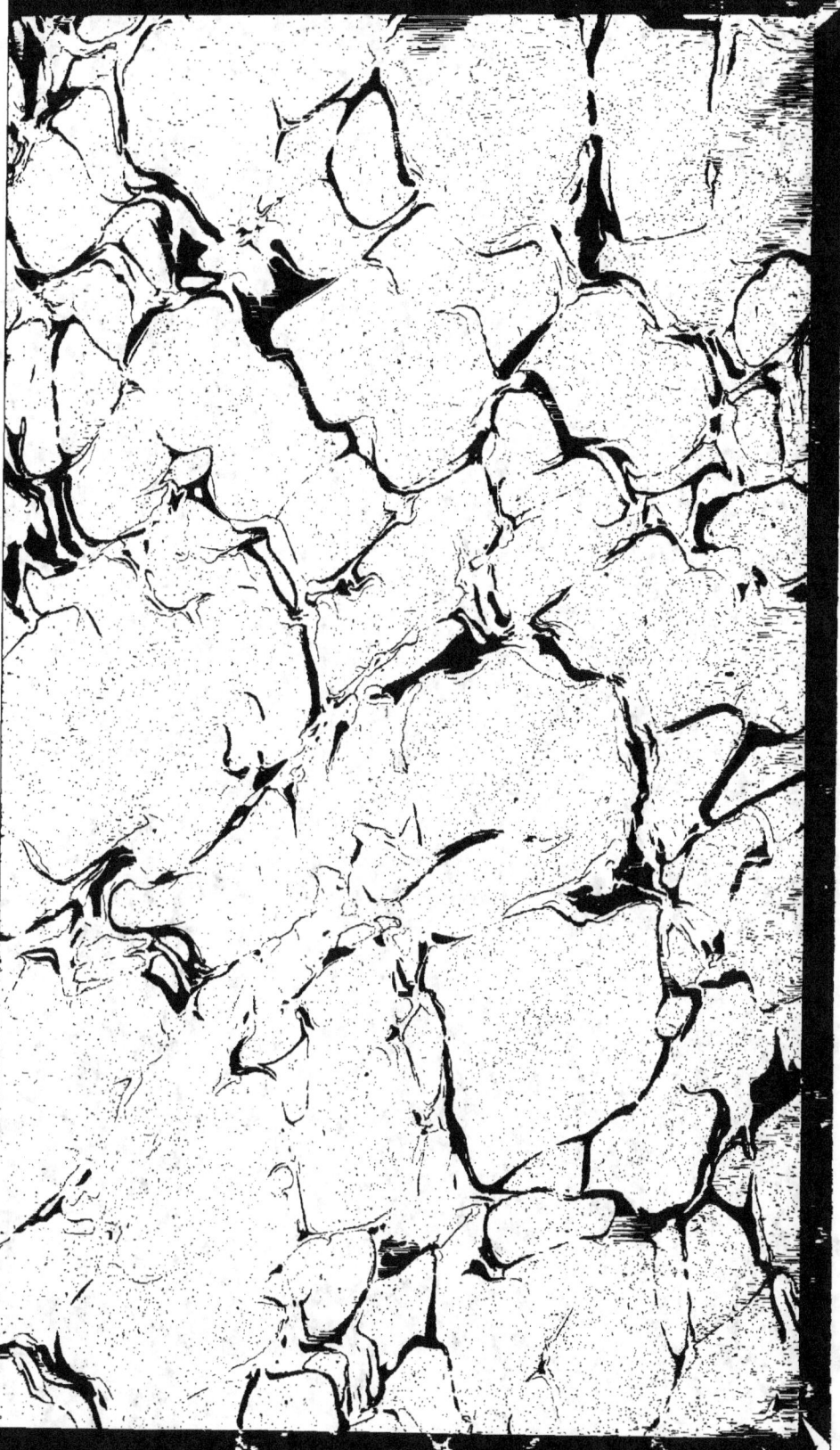

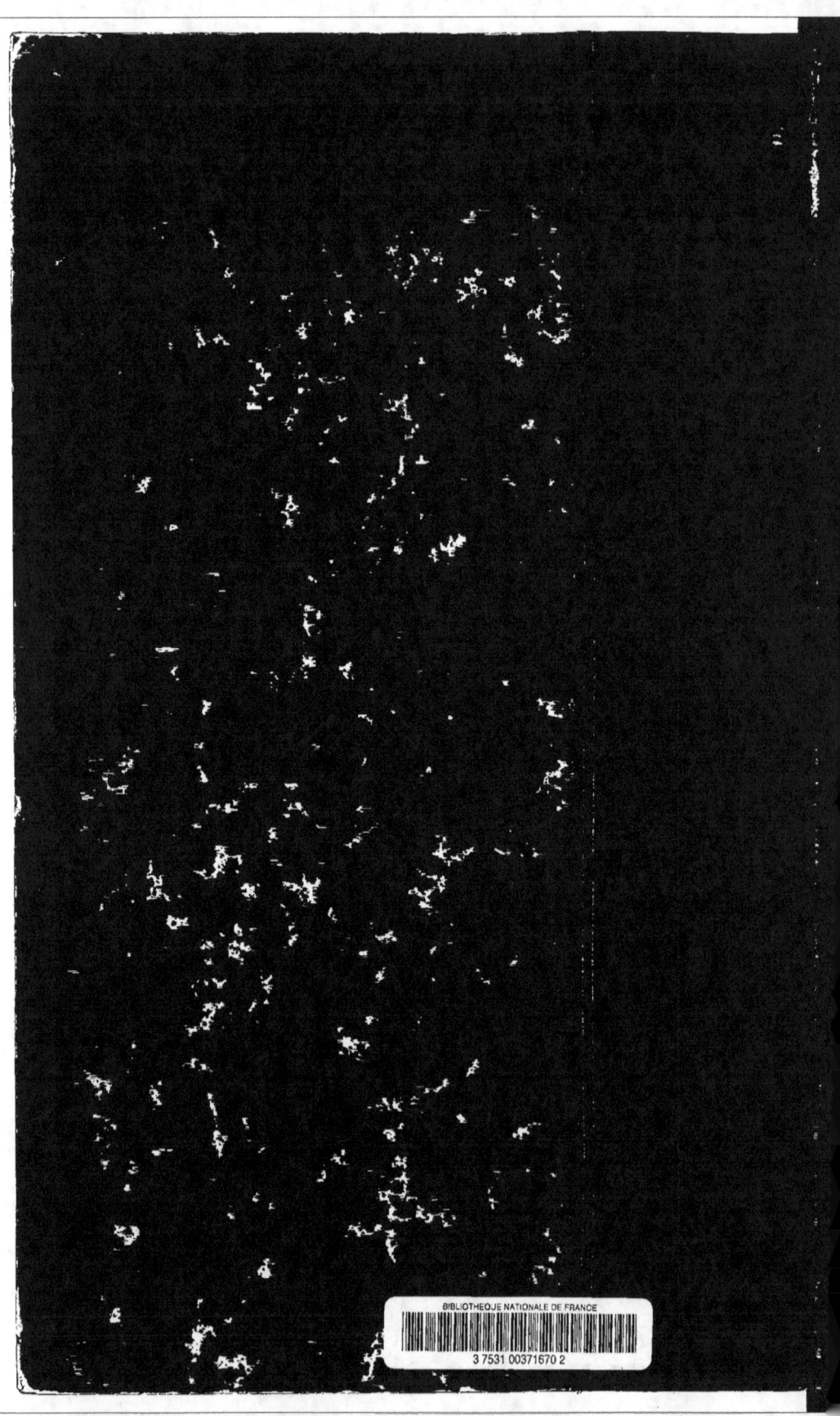

www.ingramcontent.com/pod-product-compliance
Lightning Source LLC
Chambersburg PA
CBHW071437050526
44396CB00005BB/803